Jessica Lütge

Liebe deine Kilos und du wirst schlank

Jessica Lütge

LIEBE
DEINE
KILOS
UND DU WIRST
SCHLANK

Der spirituelle Weg zum Wohlfühlgewicht

//////////////////////////////////// SILBERSCHNUR ✖ VERLAG

HINWEIS

Die Ratschläge, Anwendungen und Übungen in diesem Buch sind nach bestem Wissen und Gewissen zusammengestellt und wurden von der Autorin sorgfältig recherchiert und in der Praxis erprobt. Dennoch können nur Sie selbst entscheiden, ob und inwieweit Sie diese Vorschläge umsetzen. Die Angaben dieses Buchs sind kein Ersatz für ärztliche oder therapeutische Behandlungen. Weder Autorin noch Verlag übernehmen für eventuelle Nachteile oder Schäden, die aus den im Buch gegebenen Hinweisen resultieren, indirekte oder direkte Gewährleistungen.

Die Inhalte dieses Buchs sollen keinen Arztbesuch ersetzen und stellen keine Anleitung zur Selbstdiagnose dar. Empfehlungen hinsichtlich Diagnoseverfahren, Therapieformen oder Ähnlichem werden nicht gegeben. Autorin und Verlag übernehmen somit keinerlei Haftung.

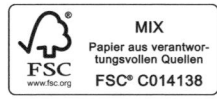

MIX
Papier aus verantwortungsvollen Quellen
FSC® C014138

Copyright © 2015 Verlag »Die Silberschnur« GmbH

ISBN: 978-3-89845-470-4

1. Auflage 2015

Gestaltung & Satz: XPresentation, Güllesheim
Umschlaggestaltung: XPresentation, Güllesheim; unter Verwendung eines Motivs von © vectorgirl, www.fotolia.de
Druck: Finidr, s.r.o. Cesky Tesin

Verlag »Die Silberschnur« GmbH · Steinstr. 1 · 56593 Güllesheim
www.silberschnur.de · E-Mail: info@silberschnur.de

Ein liebevolles Dankeschön an
meine Mutter Angelika Lütge und Joshua.

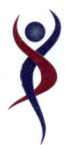

Inhalt

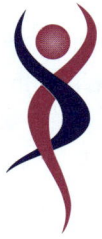

Einleitung

Warum sollten Sie dieses Buch lesen? Wieder eines der 128 oder noch mehr Bücher zum Thema Abnehmen? Vergessen Sie Diäten, vergessen Sie Fitnessstudios!

In diesem Buch geht es um keine Diät. Sie finden keine Rezepte und auch keine anstrengenden Sportübungen. Trotzdem können Sie leicht und spielerisch abnehmen. Der Ansatz ist nur ein ganz anderer, damit Sie überhaupt Spaß am Abnehmen haben. Denn meistens ist es doch so: Man nimmt sich vor, unbedingt mal wieder abzunehmen, geht in den ersten Tagen auch mit viel Elan an das Projekt heran. Man kauft sich nur noch gesunde Lebensmittel, packt Chips und Schokolade in die hinterste Ecke, probiert sogar die neuen noch unbenutzten Turnschuhe an und steigt dann nach ein paar Tagen Abnehmstress auf die Waage. Aber so ganz viel hat sich noch nicht getan. Na gut, man beißt sich tapfer weiter durch, aber beneidet schon langsam diejenigen, die knusprige Pommes frites oder ein leckeres Stück goldbraunen, saftigen Apfelkuchen essen. Und irgendwann hat man einfach keine richtige Lust mehr auf die ganze

Quälerei und hört sehr gestresst auf. Und je häufiger man solche Versuche unternimmt, desto frustrierter ist man.

Ich selbst habe schon viele Diäten ausprobiert wie Low-Carb, die Rohkost-Diät oder Trennkost, aber irgendwie ist mir immer ziemlich schnell der Spaß an der ganzen Sache vergangen. Irgendwann bekam ich richtigen Heißhunger und musste einfach mal wieder etwas Leckeres essen. Danach hatte ich dann ein schlechtes Gewissen, bis ich gedacht habe: 'Was soll's, jetzt kannst du auch gleich richtig weiteressen.' Ich konnte mich zum Abnehmen einfach nicht richtig aufraffen und habe dabei nur Stress empfunden – und bei Stress greife ich noch schneller zu einem Müsliriegel.

So ging es auf Dauer aber auch nicht mehr. Also habe ich einen ganz anderen Ansatz gewählt, nämlich mich so zu akzeptieren und zu lieben, wie ich nun mal bin. Mit jedem Kilo. Das war am Anfang nicht so leicht, aber es ging von Tag zu Tag besser. Ich habe mich nicht mehr in sackartige Kleidung gehüllt, sondern zu mir gestanden. So habe ich auch immer weniger Stress gespürt und konnte mich nach langer Zeit entspannen. Mit dieser Grundlage fällt das Abnehmen ganz leicht. Sie müssen es dann nicht aus Verzweiflung und Frust tun, was ja nur wieder neuen Stress verursacht, sondern können Ihr Wunschgewicht ganz langsam und mit Genuss erreichen. Ich habe in acht Monaten 30 Kilo abgenommen – und das war wirklich sehr leicht. Nebenbei habe ich gearbeitet und meine Familie beköstigt. Es waren also auch noch genug Stressfaktoren da. Ich habe auch Pizza gegessen und Schokolade genascht, weil mir das Abnehmen sonst keinen Spaß gemacht hätte. Aber ich hatte nicht mehr den Heißhunger wie sonst. Es war alles leicht und spielerisch.

Und das können Sie auch! Deshalb ist dieses Buch kein Diätbuch im üblichen Sinn mit Rezepten oder quälenden Übungen. Sie müssen auch kein Fitnessstudio besuchen und sich dort wie eine Presswurst vorkommen. Ich habe viele Angebote für Sie zusammengestellt, die Sie wie ein leckeres Buffet probieren können. Es kommt hauptsächlich darauf an, dass Sie sich Zeit nehmen und die Angebote bewusst und langsam probieren. Niemand drängt Sie. Sie können Ihr eigenes Tempo bestimmen. Sie können dieses Buch auch mit anderen kombinieren, wenn Sie mögen. Am besten spüren Sie immer selbst in sich hinein, welche Vorschläge Ihnen guttun oder was Sie gerne ausprobieren möchten.

Noch ein Tipp: Lassen Sie sich Zeit. Die Kilos, die Sie sich über die Monate oder Jahre angefuttert haben, brauchen manchmal eine Zeit des Übergangs, um auch wieder zu verschwinden. Hierüber erfahren Sie in den nächsten Kapiteln mehr. Sie lernen Ihre wirklichen Bedürfnisse kennen und auch die Gründe, warum Essen oft ein Ersatz für bestimmte Gefühle ist. Sie benötigen Ihr Gewicht dann nicht mehr als Schutzmauer, sondern können klar und deutlich für Ihre Bedürfnisse einstehen und Ihre Vergangenheit loslassen. Damit purzeln auch die Pfunde.

Auf dieser Reise begleitet Sie Stefanie, die alles selbst ausprobiert hat, mit ihren Gedanken, humorvollen Erfahrungen und kritischen Anmerkungen. Sie sind also nicht allein.

Viel Spaß und Erfolg beim Abnehmen, gute Erkenntnisse und eine wahrhaft unbeschwerte Zeit

wünscht Ihnen

Jessica Lütge

Ihr Übergewicht
macht Sinn

Sie kommen im Leben gut zurecht und haben viele Dinge im Griff. Aber Ihr Übergewicht belastet Sie manchmal schon, und Sie hätten nichts dagegen, ein paar Kilos zu verlieren. Wenn es doch nur eine kleine »Über-Nacht-schlank-Pille« gäbe. Sie würden sich bestimmt als Testperson zur Verfügung stellen, wenn Sie sonst nichts ändern müssten.

Die gute Nachricht vorweg: Auch wenn es eine solche Pille nicht gibt, macht Ihr Übergewicht doch einen Sinn. Die wenigen oder vielen Kilos zu viel sind Ihre Strategie, sich in Ihrem Leben besser zu fühlen. Andere Leute haben andere Strategien, wie etwa aggressives Verhalten, Rauchen, Shoppen oder besonders viele Beschäftigungen. Vielleicht schmunzeln Sie, weil Ihnen einige dieser Strategien auch bekannt vorkommen. Es gibt aber noch viel, viel mehr Strategien, wie man sich wohler fühlen kann. Doch Ihre bewährte und erfolgreiche Strategie ist zunächst die Nahrung.

Manchmal essen Sie einfach ein bisschen mehr als nötig, weil Sie sich gerade so gut dabei fühlen. Insofern funktioniert Ihre Strategie schon einmal. Sie fühlen sich durch Essen besser – und sich gut zu fühlen, ist schon mal ein ganz entscheidender Plus-Faktor. Sie verfügen über ein Talent, das gar nicht alle Leute haben: sich nämlich fast zu jeder Zeit gute Gefühle zu erschaffen und damit in Ihrem Leben erfolgreich zu sein. Manchmal essen Sie vielleicht auch eher absichtslos nebenbei, etwa beim Fernsehen oder sogar beim Kochen. Es beruhigt Sie, wenn Sie hier und da ein bisschen knabbern und naschen können. Auch dies ist eine wichtige Strategie, wenn auch eher unbewusst, die Ihnen hilft, sich zumindest für den Moment besser zu fühlen.

Vielleicht haben Sie auch Appetit auf unterschiedliche Geschmacksrichtungen und Konsistenzen wie Süßes, Salziges, Fettiges oder Knuspriges. Chips, Salzstangen, Schokolade, Kuchen und duftendes Gebackenes lassen das Leben viel würziger und interessanter oder süßer und weicher erscheinen. Auch hier fühlen Sie sich einfach viel wohler und zufriedener. Und manchmal kann man auch gar nicht aufhören, bis die Tüte Chips leer oder die Schokoladentafel aufgegessen ist. Das passiert übrigens auch bei fettreduzierten Chips, obwohl die Kalorienanzahl immer noch sehr hoch ist, oder auch bei Bio-Schokolade.

Hätten Sie die Alternative, stattdessen Radieschen oder Gurkenscheiben zu knabbern, einen Apfel oder eine Mango zu essen, würden Gemüse und Obst Ihnen überhaupt nicht das gute Gefühl geben, das Chips oder Schokolade vermitteln. Und insofern erscheinen Ihnen auch Diäten wenig attraktiv, wenn man sowieso auf alles verzichten muss.

So geht es auch Stefanie. *Immer nur kalorienreduzierte Kost schmeckt völlig fad. Worauf soll ich mich da freuen? Außerdem sind die Rezepte in den Diätbüchern oft so aufwendig. Und so kleine Mengen zu kaufen, lohnt sich gar nicht. Manchmal gibt es sie auch nicht.*

Soll ich den Rest wegwerfen? Ich kann mir einfach nicht vorstellen, monatelang ständig Kalorien zu zählen und mir beim Bäcker alles Leckere zu verkneifen. Dann bleibe ich lieber so wie jetzt. Da habe ich noch meinen Spaß.

Merken Sie? Auch Stefanie hat eine Strategie, nämlich so zu bleiben, wie sie ist, und lieber alles zu genießen. Bevor wir uns um das Abnehmen kümmern, bleiben wir noch bei dem Ist-Zustand.

Sie haben gesehen, dass die Strategien des zu vielen Essens ganz prima funktionieren – und Sie haben bisher auch gezeigt, dass Essen für Sie mehr als Lebensfreude ist. Wir können noch weitere Vorteile im Essen sehen, auch im übermäßigen Essen:

- ◆ Sie beweisen, dass Sie gezielt im Leben wählen.
- ◆ Sie haben eine wirkungsvolle Schutzstrategie entwickelt.
- ◆ Sie können sich bei Nervosität und Stress beruhigen.

Dies sind alles Fähigkeiten, über die Sie jetzt schon verfügen. Und das Beste ist: Sie müssen an Ihren Fähigkeiten auch gar nicht viel verändern, sondern sie nur minimal anders einsetzen – und schon purzeln nach und nach die Kilos, ohne große Ernährungsumstellung oder monatelangen Verzicht auf Ihr Lieblingsessen.

Es geht zunächst einmal darum, ein gutes Gefühl zu Ihren Kilos zu entwickeln. Vergessen Sie Diäten, vergessen Sie Fitnessstudios! Die wichtigste Grundlage ist die Liebe zu sich selbst, so wie Sie jetzt gerade sind, mit jedem Kilo und mit jedem einzelnen wunderbaren Gramm an Ihnen. Nehmen Sie sich selbst so an, wie Sie es sich immer von anderen wünschen. Sie müssen nicht mehr Ihren Bauch einziehen oder sackartige Kleidung tragen, um zu kaschieren. Ihre Kilos sind Ihre Verbündeten und Ihre Freunde. Ihr Gewicht hat Sie bis hierher getragen und geschützt. Es war weich und sanft zu Ihnen. Es hat manchmal andere auf Abstand gehalten, wenn Sie nicht gut Nein sagen konnten, und es hat Sie auch auf eine bestimmte Weise getröstet.

Sie haben Ihr Gewicht gebraucht, und das hatte auch immer einen guten Grund. Je mehr Sie sich nun selbst wirklich annehmen können, Ihre wahren Bedürfnisse spüren und sich immer mehr trauen, diese auch zu leben, desto weniger benötigen Sie Ihr Übergewicht. Es hat dann seine Funktion erfüllt und verabschiedet sich ganz leicht von Ihnen. Dafür müssen Sie sich nicht quälen oder sich gar an strenge Diätvorschriften halten. Nach und nach werden Sie immer schlanker werden. Ihr Schutz und Ihre Sicherheit stecken nun nicht mehr in Ihren Kilos, sondern Sie können sich jetzt selbst schützen, lieben und sicher fühlen.

Allerdings geschieht dies nicht gleich über Nacht und auch nicht, wie viele Radikaldiäten versprechen: in vier Wochen 25 Kilo abnehmen. Dafür müssten Sie sich wirklich quälen, hungern und eine ganze Menge Kalorien verbrennen. Nein, es geht auch viel sanfter, Schritt für Schritt nach Ihren eigenen Bedürfnissen und in Ihrem individuellen Tempo.

Und die gute Nachricht schon einmal vorweg: Sie dürfen alles essen, was Sie mögen! Wenn Sie die Übungen machen, die in diesem Buch beschrieben sind, kann es aber durchaus passieren, dass Sie gar keine Lust mehr haben, so viel zu essen oder übermäßig Süßes. Aber das geschieht dann ganz von allein. Ich selbst habe es ausprobiert, und ich esse wirklich gerne Pizza oder Schokokekse. Die habe ich mir auch immer wieder zwischendurch gegönnt. Aber ich mochte auf einmal nicht mehr so viel davon. Heute fühle ich mich viel schneller satt und zufrieden und habe ganz andere Bereiche gefunden, die mir Spaß machen, wie beispielsweise kreativ zu sein, mehr die Natur zu genießen oder mir mehr Zeit zum Lesen zu nehmen. So frage ich mich oft, wenn ich Appetit habe: Ist das jetzt eigentlich Hunger oder eher das Gefühl, dass etwas Liebevolles oder Aufregendes passieren sollte? Meistens ist es wirklich kein Hunger. Dann spüre ich nach, welches Bedürfnis gerade ganz wichtig ist, vielleicht das nach Ruhe, statt zu essen. Dann nehme ich mir sofort fünf oder zehn

Minuten eine Auszeit und fühle mich viel besser und trinke dabei eine Tasse Tee. Dann geht es wieder weiter. Vielleicht haben Sie aber auch ganz andere Bedürfnisse und fragen sich, wie Sie diese in Ihren stressigen Alltag einbauen können. Auch hierzu finden Sie in den nächsten Kapiteln viele hilfreiche Tipps.

Seien Sie liebevoll zu sich selbst! Sie haben das Beste verdient!

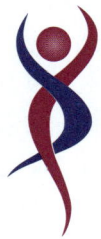

Ein Tag mit Ihrem Traumgewicht

Wie schlank möchten Sie eigentlich sein? Hauptsache, dass Sie nicht mehr diese sackartigen Sachen anziehen müssen und endlich wieder eine Taille erahnen können? Oder möchten Sie doch wieder in diese knappen neongrünen Shorts von vor zehn Jahren passen? In unserem Kopf haben wir völlig verschiedene Vorstellungen davon, was Schlanksein eigentlich für uns bedeutet. Meistens werden uns die Ideen des knackigen Aussehens und des damit angeblich verbundenen immerwährenden Glücksgefühls hauptsächlich durch die Medien und die Werbung vermittelt. »Wenn du nur gut aussiehst, dann bekommst du die tolle Partnerschaft, in der du jeden Tag lachend Hand in Hand den sonnigen Waldweg entlangläufst, oder den klasse Job. Auf dem Flur sehen dir die Kollegen neidisch hinterher.« Sie ahnen schon, so geht es meistens nicht. Bestimmt werden Sie für Ihr Abnehmen Komplimente bekommen und passen auch endlich wieder in schicke Sachen rein, aber dafür müssen Sie sich nicht von Kleidergröße 50 auf 36 runterhungern. Der Unterschied zwischen unserem Kopfkino mit den Vorstellungen des absoluten Abnehmtraums und der Realität ist nämlich unser individuelles Körperwohlfühlgewicht. Dieses hat überhaupt nichts mit vorgegebenen Konfektionsgrößen und Maßen zu tun. Haben Sie auch schon einmal beobachtet, dass manche Menschen gar nicht mehr gut aussehen, wenn Sie zu viel abgenommen haben? Manche wirken dann einfach nur noch dürr, obwohl sie endlich in die geliebte Size Zero passen. Aber die Größe passt einfach nicht richtig zu ihrem ganzen Erscheinungsbild. Ein oder zwei Nummern größer würden objektiv betrachtet einfach viel besser aussehen und die eigenen Vorzüge viel schöner betonen. Deshalb: Halten Sie sich bitte nicht sklavisch an eine bestimmte Normgröße oder ein bestimmtes Gewicht, das Sie erreichen wollen. Lassen Sie sich viel lieber von Ihrem Körper führen, der das richtige Gewicht für Sie ganz automatisch findet. Sie haben einen ganz sensiblen Gewichtsinstinkt, den Ihr Körper immer perfekt ausbalanciert, wenn Sie ihn nur ruhig gewähren lassen. Durch die falsche Ernährung, Stress, Kummer, zu wenig Schlaf oder mangelnde Bewegung ist dieser Körperinstinkt, der Sie zu Ihrem Wohlfühlgewicht führen kann, immer mehr in den Hintergrund getreten. Nun wird es Zeit, dieses Wohlfühlgewicht endlich wieder wachzuküssen.

Mit drei ganz einfachen Übungen können Sie Ihr individuelles Wohlfühlgewicht ermitteln. Die erste Übung zeigt Ihnen, inwieweit Sie Ihr Wunschgewicht in Ihrem Alltag schon zulassen können. Denn seltsamerweise sagt der Kopf oftmals: »Ja, ich will abnehmen, am besten gleich eine Menge Kilos, damit ich schön schlank und sexy aussehe und natürlich auch etwas für meine Gesundheit tue.« Aber der Bauch sagt manchmal ganz leise: »Ein bisschen brauche ich meine Kilos noch ... Sie sind auch ein Schutzwall, und ohne ihn fühle ich mich noch nicht so sicher.« Nach dieser Übung wissen Sie schon viel besser, wie viel Gewicht Sie wirklich schon loslassen können und was Ihr realistisches Wohlfühlgewicht ist, denn darauf kommt es erst einmal an – und nicht auf irgendwelche Leute in retuschierten Hochglanzmagazinen, die Ihnen irgendwelche Maße vorgeben, die sie oft selbst nicht haben.

Lesen Sie sich zunächst nur die erste Übung durch, am besten auch zwei- oder dreimal, damit Sie sie gut verinnerlichen. Auch wenn Sie den Text nur überfliegen sollten: Sie werden ein viel besseres Gefühl für Ihre wirkliche Größe bekommen.

Übung 1: Mein wundervoller Kleiderschrank

Legen oder setzen Sie sich ganz bequem hin. Machen Sie es sich richtig gemütlich. Lockern Sie Ihre Kleidung und atmen Sie erst einmal tief durch. Stellen Sie sich nun einen sehr großen, breiten Kleiderschrank vor, der in einem strahlenden Weiß leuchtet. Sie öffnen die breiten, lautlosen Schiebetüren, die sanft zur Seite gleiten. Vor sich sehen Sie, nach Größen geordnet, jeweils eine komplette Kleidungsausstattung in Ihrer Lieblingsfarbe. Vielleicht sehen Sie alle Hosen, Blusen, T-Shirts, Hemden, die Unterwäsche nun in Blau, Pink oder Grün, je nach Ihrem Geschmack. Jedes Kleidungsstück hat exakt dieselbe Farbe. Es sieht schon sehr imposant aus! Ganz am Ende auf der linken Seite beginnt das erste Kleidungssortiment. Es ist zwei Nummern größer als Ihre jetzige Größe. Wenn Sie Größe 46 tragen, beginnt Ihre Garderobe ganz links also bei Größe 50. Rechts daneben wiederholt sich die komplette Ausstattung in der gleichen Farbe eine Nummer kleiner. Wieder ein Stückchen weiter, direkt vor Ihnen, sehen Sie nun das Sortiment in Ihrer jetzigen eigenen Größe in der gleichen Farbe hängen. Schauen Sie weiter nach rechts, dort hängen Ihre Outfits eine Nummer kleiner als Ihre jetzige Größe. Noch ein Stückchen weiter nach rechts sind es zwei Nummern kleiner, bis am Ende des Schranks auf der rechten Seite eine komplette Ausstattung vier Nummern kleiner hängt. Tragen Sie jetzt Größe 46, hängt am ganz rechten Ende also Größe 38.

Treten Sie nun vom Kleiderschrank einige Schritte zurück. Sie haben genug Platz. Lassen Sie alle Größen noch einmal auf sich wirken. Schauen Sie von den größeren Nummern auf der linken Seite über die Mitte bei Ihrer jetzigen Größe bis ganz nach rechts vier Nummern kleiner. Spüren Sie in Ruhe nach, welche Größe wohl zu Ihnen passen könnte. Wo würden Sie intuitiv hingreifen? Was fühlt sich für Sie noch angenehm an? Welche Größe haben Sie gewählt?

Strecken Sie sich nun ein bisschen, und stellen Sie sich Ihre gewählte Größe ganz bildlich vor. Passt sie immer noch? Gehen Sie in den nächsten Tagen auch in ein Geschäft und sehen Sie sich die Größe an. Welches Gefühl haben Sie? Würde diese Kleidung zu Ihnen passen? Wenn ja, haben Sie schon einen großen Schritt zu Ihrem Wohlfühlgewicht getan. Wenn nein, wiederholen Sie bitte nach ein paar Tagen die Übung noch einmal. Sie müssen sich nicht beeilen. Wichtiger ist, dass Ihre Wohlfühlgröße wirklich zu Ihnen passt. Und lassen Sie sich ruhig noch ein bisschen Spielraum für Veränderungen.

Das meint Stefanie
Ich trage Größe 48. Natürlich hätte ich gerne wie die Models in den Zeitschriften auch einmal die Größe 38. Allerdings frage ich mich oft, wie jemand mit einer Körpergröße von 1,80 Meter oder mehr überhaupt in so eine Größe reinpassen soll. Sind da nicht die Hosenbeine viel zu kurz? Und was ist

überhaupt Size Zero? Die Null-Kalorien-Größe? Ich will doch keine Kindergröße anziehen!

Seltsamerweise habe ich bei der Kleiderschrankübung nicht sofort zur Größe 38 gegriffen, was ich eigentlich vermutet hätte. Aber irgendwie hat das für mich und mein Körpergefühl nicht gestimmt. Vielleicht dauert es noch etwas oder passt auch gar nicht, das weiß ich noch nicht. Momentan passt für mich noch am besten die Größe 42. Die lag in der Mitte und hat sich für mich erst mal sehr gut angefühlt. Damit kann ich mich gut anfreunden. Ich fühle mich richtig erleichtert, dass ich nicht mehr den Stress habe, unbedingt in Größe 38 – und am besten sofort – passen zu müssen.

Als zweite Übung erleben Sie einen Tag mit Ihrem Wunschgewicht. Wie würde es sich tatsächlich anfühlen? Was würde sich ändern oder gleich bleiben? Lassen Sie Ihr Ziel in Ihren Gedanken Form und Farbe annehmen. So haben Sie hinterher schon eine ziemlich genaue Vorstellung, wie sich Ihr Wunschgewicht anfühlt. Spüren Sie nach, was sich wohl verändern wird oder was gleich bleibt. Anhand verschiedener Leitfragen kommen Sie so Ihrem individuellen Wohlfühlgewicht immer näher.

Lesen Sie den Text langsam, und machen Sie am besten immer kleine Pausen, um sich Ihren Traumtag vorzustellen, wenn Sie die Leitfragen gelesen haben. So können Sie Ihren Tag Abschnitt für Abschnitt erleben.

Übung 2: Der Tag mit meinem Traumgewicht

Machen Sie es sich wieder ganz bequem und atmen Sie erst einmal ein paar Mal tief durch. Stellen Sie sich nun vor, dass Sie abends wie gewohnt schlafen gehen, völlig entspannt und zufrieden. Als Sie am nächsten Morgen aufwachen, ist auf einmal alles ganz anders. Sie haben nun endlich Ihre ersehnte Wunschfigur. Sie stehen auf und betrachten sich im Spiegel.

+ Was ist anders geworden?
+ Was gefällt Ihnen jetzt gut?
+ Ist etwas gleich geblieben, was Ihnen auch gefällt?

Nun ziehen Sie sich an. Sie müssen gleich zu Ihrer Arbeit. Sie haben immer noch die Auswahl Ihrer bekannten Kleidung, aber auch völlig neue Sachen.

+ Was ziehen Sie an?
+ Welche Farben bevorzugen Sie?
+ Ist Ihr Stil ähnlich oder ganz anders?

Sie haben heute einen Arbeitstag vor sich und spüren sich selbst sehr genau.

+ Wie ist Ihre Laune?
+ Merken Sie Reaktionen Ihrer Kollegen?
+ Wie ist Ihr Energielevel?

Feierabend! Sie haben Zeit für sich selbst. Was tun Sie?

+ Genießen Sie den Abend zu Hause oder mit Freunden?
+ Was würden Sie am liebsten tun?
+ Welche Gefühle haben Sie nun?

Der Tag ist zu Ende. Sie halten noch einmal Rückschau. Was war anders als sonst? Was war ähnlich? Wie waren Ihre Energiephasen?

Nun strecken Sie sich wieder. Bewegen Sie Ihre Zehen und Fingerspitzen, und kommen Sie wieder ganz im Hier und Jetzt an. Überlegen Sie kurz: Wie waren Ihre Erwartungen, und was haben Sie in Ihrer Fantasie erlebt? Was würden Sie gerne konkret in Ihrer Realität umsetzen?

Das meint Stefanie

Der Tag war prima in meiner Fantasiereise. Ich habe mich viel freier und beschwingter gefühlt und sogar Komplimente bekommen. Toll! Einiges ist aber auch gleich geblieben, was ich gar nicht gedacht hätte. Mein Freund fand mich zwar auch sehr hübsch, aber er hat sich nicht anders als sonst verhalten. Auch die Kollegen haben mir zwar Nettes gesagt, aber die Arbeit ist ja doch gleich geblieben. Insgesamt habe ich mich aber bewusster gefühlt. Und ich hatte etwas mehr Schwung, vielleicht suche ich mir sogar ein neues Hobby.

Nach diesem Traumtag habe ich jetzt noch mehr Motivation, um abzunehmen, obwohl sich nicht alles ändern wird. Aber ich fühle mich um einiges leichter und entspannter.

Jetzt haben Sie bestimmt schon ein sehr gutes Gefühl für Ihr eigenes Körperwohlfühlgewicht entwickelt. Doch das Wichtigste kommt noch: Lieben Sie sich so, wie Sie jetzt sind! Mit all Ihren Kilos, mit jedem einzelnen wunderbaren Gramm an Ihnen! Erst dann werden Sie leicht und locker abnehmen und Ihr Wohlfühlgewicht auch spielend halten können.

Lassen Sie sich in der abschließenden Fantasiereise ein bisschen tragen, genauso wie Sie jetzt sind. Spüren Sie die Unterstützung und ein geborgenes Gefühl! Bitte machen Sie diese Reise auf jeden Fall, sie ist von den drei Übungen wirklich am wichtigsten. Schön wäre es, wenn Sie eine sanfte Musik ganz nach Ihrem Geschmack hören könnten, während Sie langsam die inneren Bilder vor sich entstehen lassen.

Übung 3: Der Ort des Vertrauens

Legen Sie sich ganz entspannt hin und lauschen Sie einige Momente lang der Musik. Fühlen Sie sich wohl. Spüren Sie nun die Unterlage, auf der Sie liegen. Fühlen Sie, wie Sie getragen werden und sich ganz fallen lassen können. Alles ist in Ordnung. Sie können sich ganz vertrauensvoll hingeben und spüren einen festen Halt unter sich. Alles fühlt sich warm und wohlig an. Langsam löst sich die Unterlage vom Boden und gleitet mit Ihnen in eine wunderschöne Landschaft. Sie schweben wie auf Wolken, fühlen sich weich, sicher und geborgen. Eine sanfte Brise umweht Sie, und die Sonne wärmt Ihre Sinne. Sie entspannen sich und sehen Wiesen mit Blumen in herrlichen Farben, einen kleinen plätschernden Bach und starke Bäume, deren Blätter leicht im Wind rauschen. Sie fühlen sich weiter getragen und gut aufgehoben. Alles ist viel leichter geworden. Jetzt sehen Sie Menschen, die Ihnen freundlich zuwinken und lächeln. Sie sind willkommen. Obwohl Sie die Menschen gar nicht kennen, wirken sie dennoch sehr vertraut und liebenswürdig. Sie strahlen sehr viel Liebe aus, die Sie genießen. Sie fühlen sich auf einmal so angenommen, wie Sie wirklich sind. Sie müssen nichts anders machen oder auch nicht anders sein. So wie Sie sind, werden

Sie geschätzt und sehr gemocht. Sie fühlen sich rundum geborgen. Sie schweben wie auf Wolken weiter und wissen, dass Sie jederzeit an diesen wunderschönen Ort zurückkehren können. Die Menschen winken Ihnen zum Abschied hinterher und freuen sich schon auf ein Wiedersehen.

Langsam gleiten Sie durch die wunderschöne Landschaft wieder zurück und spüren die feste Unterlage unter sich, die Ihnen Halt gibt. Sie merken nun immer deutlicher, worauf Sie liegen und was Sie trägt. Sie recken sich ganz vorsichtig, strecken Ihre Zehen und Fingerspitzen und fühlen sich ganz erfrischt wieder angekommen.

Führen Sie diese Übung sooft Sie mögen durch. Sie werden sich immer sicherer und wohler fühlen, genauso wie Sie jetzt gerade sind. So können Sie sich auch in Ihrem Alltag viel häufiger getragen, geborgen und entspannter fühlen. Lassen Sie diese angenehmen Gefühle in sich nachklingen.

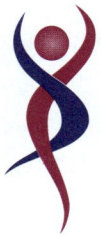

Versteckte Ursachen

Übergewicht ist häufig ein Schutz – vor zu vielen Anforderungen, Verletzungen oder Frust und Langeweile. Wie ein kleines Haus umgibt einen das Übergewicht, das einen vor den Stürmen draußen schützt. Und das Essen selbst verschafft auf vielfältige Weise gute Gefühle, die man sich zuführen kann, wenn der Frust wieder einmal so groß ist. Puddings und Sahnetörtchen vermitteln ein wohliges Gefühl der Geborgenheit. Mit Knabberartikeln wie Chips oder Erdnüssen kann man sich seinen Stress wegkauen. Würzige Speisen schenken uns einen Hauch Abenteuer gegen Langeweile, und Süßigkeiten geben kurzfristig etwas mehr Energie. In diesen Fällen isst man jedoch nicht mehr, weil man Hunger hat, sondern weil man ein bestimmtes Gefühl braucht.

Im Laufe der Zeit, ja vielleicht schon in der Kindheit, hat man gelernt, dass Essen positive Gefühle verschafft. Und wer kennt nicht das Beruhigungsbonbon oder den Trostpudding ... Die starke Verknüpfung von Essen und Gefühlen wirkt jedoch auf Dauer ungesund, da man immer mehr essen muss, um das bestimmte Gefühl der Geborgenheit, des Trostes oder der Zufriedenheit zu bekommen. Insofern wird man immer fülliger und fülliger. Und eigentlich ist die Fülle doch nur ein Zeichen, dass einem ganz viel fehlt. Wenn man Übergewicht hat, hat man also nicht zu viel, sondern eigentlich zu wenig – von guten Gefühlen.

Fragen Sie sich doch einmal selbst, wann und aus welchem Grund Sie zu bestimmten Lebensmitteln greifen. Notieren Sie sich eine Woche lang bei jedem Appetit, den Sie spüren, das passende Gefühl. Das macht ein bisschen Arbeit, lohnt sich aber sehr. Denn so erhalten Sie einen hervorragenden Überblick, was die emotionalen Ursachen für Ihr Übergewicht sind.

Auf den folgenden Seiten kommen Jana, Tim, Larissa und Lena zu Wort. Sie alle haben Übergewicht und essen aus den unterschiedlichsten Gründen. Sie sind sich selbst bereits etwas auf die Spur gekommen und haben auch schon Alternativen für sich entdeckt. Vielleicht finden Sie sich ja in dem einen oder anderen wieder.

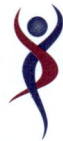

Statt Essen brauchen Sie mehr ...

... Liebe und Fürsorge

Das meint Jana

Als Kind hatte ich es in der Schule ziemlich schwer. Ich wurde oft gemobbt. Irgendwie fühlte ich mich immer ein bisschen anders als die anderen. Eine richtige Freundin hatte ich auch nicht. Aber ich war auch ganz gerne allein. So habe ich mir in meiner Fantasie oft viel vorstellen können. Leider war ich auch sehr schüchtern, so dass ich auch später nicht so richtig Anschluss an andere fand. Meine erste Beziehung ging recht schnell in die Brüche. Ich habe das als sehr großen Stress empfunden und fing an, mir gelegentlich leckere Sahnetörtchen beim Bäcker zu kaufen. Dieser Cremegenuss hat mich sofort beruhigt, und die Welt sah wieder etwas besser aus. Ich habe dann immer häufiger Gerichte mit Sahne zubereitet oder mir Cremespeisen selbst gemacht. Ich konnte fast zusehen, wie ich immer fülliger wurde. Das war natürlich die Kehrseite. Aber irgendwann war es mir auch egal. ›Was soll's‹, habe ich gedacht. ›Wenn dich sowieso kaum jemand mag, kannst du dich wenigstens mit Süßem belohnen.‹ Erst später wurde mir bewusst, dass dieser cremige Genuss eigentlich keine Belohnung ist.

Alles, was cremig und zartschmelzend ist, vermittelt uns die Süße der Geborgenheit, eine Zeit, in der man liebevoll umsorgt wurde. Alles fühlte sich weich und sanft, genießerisch an. Erinnern Sie cremige Speisen auch an den leckeren Nachtisch Ihrer Kindheit? Eine heiße Schokolade mit einem Klecks Sahne und Schokostreuseln? Der warme Vanillepudding mit Himbeersirup? Wenn Sie diese Leckereien bewusst genießen – kein Problem. Lassen Sie sich jeden Löffel auf der Zunge zergehen. Manchmal braucht man auch einfach ein wenig Zartschmelzendes. Es sollte allerdings kein Ersatz für Trost werden. Wenn Sie merken, dass Sie auch die Tendenz verspüren, zu Törtchen und einem Pudding zwischendurch zu greifen, dann tun Sie sich lieber bewusst etwas Gutes. Für den Geschmack im Mund kann es auch ein Löffel Honig sein, für den angenehmen Duft benutzen Sie Vanilleöl mit Wasser vermischt in einer Aromalampe. Auch Zimt wirkt wahre Geborgenheitswunder, wenn Sie echte Zimtstangen in einem Zimmer verteilen. Stellen Sie sich Ihre Lieblingskuschelmusik zusammen, die Sie tröstet. Kaufen Sie sich viele, viele Kuschelkissen und eine besonders flauschige Decke, in die Sie sich einhüllen können. Und lassen Sie sich von einem lieben Menschen in den Arm nehmen, oder genießen Sie eine Kuschelzeit mit einem Haustier. Umarmen Sie so oft es geht Ihr inneres Kind.

Das macht Jana heute

Wenn ich mich wieder traurig fühle, greife ich nicht mehr zu einem Sahnetörtchen. Erst mal nehme ich mir einen Augenblick Zeit für mich selbst und spüre meine Gefühle. Das war am Anfang nicht angenehm, aber jetzt kann ich meine Trauer auch zulassen. Ich kuschele mich dann ein, höre eine beruhigende Musik, am liebsten leise Meditationsmusik für Kinder. Sie beruhigt mich am besten. Ich gehe häufiger in einem Thermalbad schwimmen. Das wärmt mich so richtig. Wenn ich mich auch zu Hause warm unter meiner Decke fühle, geht es mir gleich besser. So brauche ich nur noch selten ein Sahnetörtchen. In der letzten Zeit habe ich mich sogar aufgerafft und gehe wieder in einen Malkurs, da mir Malen früher schon so gut gefallen hat. Mit Gleichgesinnten macht es noch mehr Spaß. Endlich habe ich wieder positive Kontakte zu anderen. So wird das Essen allmählich immer weniger, oder ich sollte besser »nebensächlicher« sagen.

... Anerkennung und Erfolg

Tim erzählt

Im Beruf ist es oft stressig. Das ist ja schon fast normal. Da will ich auch gar nichts sagen. Oft helfe ich meinen Kollegen aus der Klemme, wenn der Druck mal wieder zu groß ist und der Chef einen bestimmten Abgabetermin will. Ich mache das auch gerne. Aber manchmal denke ich, dass ich schon mal ein »Danke« hören möchte. Ab und zu sagt auch mal einer was, aber ich habe den Eindruck, dass vieles als selbstverständlich gesehen wird. Auch mein Chef beachtet meine Arbeit nicht besonders. Ich habe ihm auch schon häufiger von dem einem oder anderen Erfolg erzählt. Da hat er dann mit einem süffisanten Lächeln gesagt: »Dafür werden Sie ja auch bezahlt!« Ich finde aber, dass man doch auch einmal Anerkennung bekommen muss. Künstler, wie Musiker oder Schauspieler, arbeiten auf der Bühne ja auch für Geld und bekommen trotzdem hinterher noch Applaus. Sonst könnte man ja auch einfach gehen, *weil man schon dafür bezahlt hat. Aber es gibt doch diesen Satz:»Applaus ist des Künstlers Brot.« Andere Menschen brauchen zwar keinen Applaus, aber sie wollen doch aufgrund ihrer Leistungen oder einfach auch nur so wahrgenommen werden.*

Wenn ich dann nach Hause komme, ziemlich erledigt und geschafft, esse ich oft etwas Ungesundes. Ich mache mir dann erst mal eine Tiefkühlpizza, Spaghetti oder knabbere Chips, vor allem beim Fernsehen. Irgendwie brauche ich dann etwas Knuspriges. Das können auch Erdnüsse sein. Leider sind sie ziemlich fettig, und ich muss gestehen, dass ich mich oft nicht bremsen kann, bevor die ganze Tüte leer ist.

Tim fehlen Anerkennung, Bestätigung und Erfolgserlebnisse. So staut sich bei ihm viel Frust auf. Durch die Knabberartikel kann er wenigstens durch die Kaubewegungen und das Knuspern ein bisschen Stress und Frust abbauen. Haben Sie das auch schon einmal an sich beobachtet, dass knuspriges Essen durch das Kauen ein gewisses Wohlbehagen schafft? Durch die mahlenden Bewegungen des Kiefers können auch Aggressionen abgebaut werden. Wer oft Appetit auf Knuspriges hat, neigt auch manchmal dazu, sogar nachts mit den Zähnen zu knirschen – oder er beißt auch tagsüber im wahrsten Sinne des Wortes häufig die Zähne zusammen, wobei er eigentlich gerne mal die Zähne fletschen würde. Zusätzlich verspürt Tim große Lust auf Kohlenhydrate wie Pasta oder Pizza. Kohlenhydrate lassen den Blutzuckerspiegel und damit die Insulinausschüttung schnell steigen. So kommt auch das Tryptophan, eine Vorstufe des Serotonins, schneller im Gehirn an. Und Serotonin ist ja bekannt als Glückshormon. Das Problem dabei ist jedoch, dass der Blutzuckerspiegel auch schnell wieder fällt und man so schon bald wieder neuen Hunger und Unzufriedenheit verspürt. Ein Stresskreislauf beginnt. Wenn Sie

Vollkornprodukte essen, hält sich der Blutzuckerspiegel hingegen länger auf einem Niveau. Sie werden nicht so schnell wieder müde. Achten Sie auch darauf, ausreichend zu schlafen, denn zu wenig Schlaf kann auch ein Grund für Serotoninmangel sein, der Sie schneller zum Essen greifen lässt. Gehen Sie viel an die frische Luft. Lassen Sie Ihre Gedanken durchpusten, und nehmen Sie die Schönheit der Natur wieder bewusst wahr. Auch das kurbelt die Serotoninproduktion wieder an, so dass Sie sich besser fühlen.

Was können Sie außerdem tun, wenn Ihnen Anerkennung und Erfolg fehlen? Bevor Sie zu Ihrer Strategie des Essens greifen, machen Sie Folgendes: Legen Sie sich ein Tagebuch zu, in das Sie konsequent jeden Tag alle Erfolgserlebnisse, die Sie gehabt haben, schreiben. Das können auch nur Stichwörter sein. Ganz wunderbar ist es, wenn Sie Ihr Tagebuch immer in der Tasche haben und sofort jeden Erfolg aufschreiben. Dann müssen Sie abends nicht immer nachdenken und vergessen auch Kleinigkeiten nicht. Immer wenn etwas gut läuft, schreiben Sie ein paar Stichpunkte hinein. So können Sie abends in Ruhe noch einmal alles nachlesen. Sie werden erstaunt sein, wie viel da zusammenkommt! Genießen Sie Ihre Erfolge, auch wenn es nur ganz kleine, schon fast nebensächliche sind.

Das macht Tim heute

Wenn ich darauf warte, dass mich andere anerkennen oder meine Leistungen würdigen, kann ich manchmal sehr lange warten. So mache ich mich auch von den Launen der anderen abhängig und esse dann aus Frust. Damit ist jetzt Schluss. Ich gebe mir die Anerkennung jetzt lieber selbst. Das war am Anfang etwas ungewohnt, sich selbst symbolisch auf die Schulter zu klopfen, aber ich weiß ja sofort, was gut gelaufen ist. Ich schreibe auch viel in mein Tagebuch. Es erstaunt mich oft, wie viel da an einem Tag zusammenkommt. Aber man muss es auch wirklich reinschreiben, sonst vergisst man es wieder und denkt nur an die Sachen, die nicht so toll waren. Durch mein Tagebuch sehe ich abends auf einen Blick (oder auch auf zwei, wenn ich sogar Seiten umblättern muss, weil ich sehr viel geschrieben habe), was klasse war. In der Mittagspause mache ich jetzt oft einen Spaziergang. Das Tageslicht tut mir gut, und ich merke schon nach 15 Minuten, dass mein Heißhunger auf Kohlenhydrate nachlässt.

... Zeit für sich und Entspannung

Lena erzählt

Ich habe eine Familie mit drei Kindern, in der eigentlich immer etwas los ist. Das gefällt mir auch meistens gut. So ist alles immer lebendig um mich herum. Es gibt aber auch häufig Zeiten, in denen mir der Trubel und vor allem die Ansprüche an mich dann doch etwas zu viel werden. Hier muss ich Tränen trocknen, da bei den Hausaufgaben helfen, mal wieder jemanden irgendwohin fahren, zwischendurch kochen und für allerlei Erlebnisse und Nöte ein offenes Ohr haben. Da sehne ich mich manchmal nach einer Auszeit. Einfach so für mich alleine, ohne dass wieder jemand reinkommt und irgendetwas von mir will. Mir fällt es noch schwer, mir solche Auszeiten zu nehmen, da ich ja auch für alle da sein will und dann irgendwie ein schlechtes Gewissen bekomme. Stattdessen merke ich, wie ich mal eben schnell nebenbei hier einen Extrajoghurt esse, da mal ein Stück Schokolade oder ab und zu eine Handvoll Gummibärchen.

Mir fällt es gar nicht so auf. Aber im Laufe des Tages summieren sich die kleinen Tröster dann schon, und so habe ich ziemlich zugenommen. Das süße Essen beruhigt mich. Für einige Zeit fühle ich mich besser, bis der Stress dann wieder ansteigt und ich zum nächsten Riegel greife. Wenn ich aber nichts esse, werde ich immer nervöser und gereizter. Manchmal schaue ich in den Schrank. Wenn noch genügend Vorräte an Süßem da sind, fühle ich mich besser. Wenn aber nur eine angebrochene Packung vorhanden ist, möchte ich am liebsten gleich wieder alles auffüllen, so dass ich immer etwas da habe.

Wenn man Süßes isst, steigt kurzfristig der Blutzucker im Körper an. Man hat mehr Schwung und Energie und kann mehr leisten. Das Fatale ist nur, dass nach kurzer Zeit der Blutzuckerspiegel wieder abfällt und man beinahe noch mehr Heißhunger auf Süßes hat als zuvor. So beginnt ein ständiger Kreislauf. Zucker ist zwar als Glukose für das Gehirn sehr wichtig, wir überschätzen aber häufig die Menge. Im Grunde reicht schon der Fruchtzucker aus dem Obst aus. Deshalb: Wenn Sie unbändige Lust auf Süßes haben, essen Sie lieber Obst oder Trockenfrüchte. Danach ist der süße Hunger meistens auch gestillt, und Sie haben gleichzeitig noch etwas zu Ihrer Gesundheit beigetragen.

Das macht Lena heute
Ich achte darauf, dass ich mir mehrere kleine Auszeiten am Tag für mich gönne. Wenn ich ein bisschen Zeit zum Durchschnaufen habe, fülle ich diese Zeit nicht wieder mit etwas Nützlichem, sondern lege mich lieber einige Minuten auf die Couch. Das ist genauso nützlich – und zwar für mich.

Die kleinen Momente helfen mir, wieder Ruhe zu finden. Manchmal höre ich auch entspannende Musik. Das tut mir gut. Auch meine Kinder wissen, dass ich einfach mal eine kurze Pause brauche. So lange müssen sie sich selbst beschäftigen. Falls ich doch Heißhunger auf Süßes bekomme, esse ich je nach Jahreszeit Aprikosen, Erdbeeren oder Orangen, oft auch Trockenfrüchte. Das ist dann meine süße Zeit. Und damit kann ich sogar abnehmen.

... Glanz und Selbstvertrauen

Larissa erzählt

Mit meiner Arbeit bin ich ganz zufrieden. Ansonsten fehlt mir allerdings etwas. Ich frage mich oft, was das alles soll. Jeden Tag zur Arbeit und wieder nach Hause. Da wartet dann niemand auf mich. Leider habe ich auch nicht so viele Freunde, mit denen ich etwas unternehmen könnte. Manchmal ist mir schon langweilig. Aber mich aufraffen kann ich abends auch nicht so recht. Und nur irgendwo hinzugehen, um Leute kennenzulernen, gefällt mir auch nicht. So mache ich es mir meistens zu Hause gemütlich, schaue abends eine DVD und esse ein paar Snacks, meistens irgendetwas Würziges, am liebsten Käsehäppchen oder Gewürzsticks. Das macht mich dann wieder ein bisschen munter. Ich gebe es nur ungern zu, aber ich mag auch gerne Fastfood, würzige Pommes frites oder auch mal einen Burger. Ich merke nur, dass ich immer mehr zunehme, und ich fühle mich dann auch nicht wohl.

Langeweile und fehlender Glanz im Leben führen häufig dazu, mehr zu essen. Wenn man unterfordert ist, produziert der Körper zu wenig des Antriebshormons Dopamin. Das Essen, vor allem die Würze, soll dann wieder etwas beleben. Natürlich kann dies keine Dauerlösung sein. Was dagegen hilft, ist vor allem Abwechslung, Neues ausprobieren, was das eigene Interesse wieder weckt.

Das macht Larissa heute

Ich habe vor einiger Zeit ein Abenteuerwochenende gebucht und Gleitschirmfliegen gelernt, jedenfalls ein bisschen. Das war eine echte Herausforderung. Ich fühle mich fitter und zufriedener, seitdem ich mehr Glanz in meinen Alltag bringe. Gelegentlich besuche ich Ausstellungen oder probiere ganz unterschiedliche Kurse aus. Außerdem lerne ich oft noch nette Leute kennen. Als Nächstes nehme ich an einem Kochkurs für veganes Essen teil. Darauf bin ich schon jetzt gespannt.

Haben Sie sich in einer Geschichte wiederentdeckt? Es ist spannend, die Ursachen für das Bedürfnis nach Essen herauszufinden. Wenn Sie sich ein kleines bisschen klarer darüber geworden sind, welche Bedürfnisse Sie mit dem Essen verbinden, haben Sie schon viel geschafft. Toll! Lena, Tim, Larissa und Jana haben Ihnen einen kleinen Einblick gegeben. Nun legen Sie los. Sie bekommen aber noch viel mehr Möglichkeiten, wie Sie spielend leicht abnehmen und dabei auch noch gute Gefühle haben können. Im nächsten Kapitel geht es wieder um Sie! Seien Sie gespannt.

Die vier Säulen Ihres Wunschgewichts

Jetzt haben Sie schon viel über sich und Ihr Wunschgewicht herausgefunden. Sie wissen, wie sich Ihr Wunschgewicht anfühlt und welche wirklichen Bedürfnisse sich hinter dem zu vielen Essen verbergen und darauf warten, wirklich gelebt zu werden. In diesem Kapitel lernen Sie die vier Säulen Ihres Wunschgewichts kennen. Sie bilden die Grundlage, um leicht und einfach abzunehmen und das Gewicht auch dauerhaft halten zu können. Sie erfahren, wie Sie ...

... sich selbst so annehmen, wie Sie sind, um damit die Basis für jeden Abnehmerfolg zu schaffen.

... Ihren Stress reduzieren und mit Menschen und Situationen Frieden schließen, um auf Frust- und Stressessen verzichten zu können.

... Nein sagen ohne ein schlechtes Gewissen, um mehr Zeit für sich selbst und Ihre Bedürfnisse zu gewinnen.

... Ihre jetzige Situation positiv sehen können sowie dankbar für das sind, was ist, und somit ganz leicht in eine wirklich »unbeschwerte« Zukunft gehen können.

So lieben Sie jedes Kilo an sich und nehmen ab

Jedes Kilo lieben? Wie soll das gehen, wenn Sie doch eigentlich abnehmen wollen?

Das meint Stefanie

Immer wenn ich mich in der Umkleidekabine umziehe, bekomme ich einen Schreck. Viel zu dick, zu dicke Oberschenkel, die das grelle Licht in der Umkleidekabine noch rosiger und praller aussehen lässt. Schnell wieder in die Hose rein und aus der Kabine geflüchtet. Zu Hause sehe ich viel besser aus. Aber ich kann auch nicht den ganzen Tag vor dem Spiegel stehen und mir immer wieder sagen: »Stefanie, du siehst toll aus, du hast eine Superfigur.« Da merke ich ja gleich, dass das nicht stimmt. Wie soll ich mich da toll finden?

Stefanie hat recht. Man kann sich nicht einreden, dass alles super ist, wenn man sich eigentlich nicht so fühlt. Und doch ist es wichtig, sich zumindest mit dem jetzigen Gewicht und Aussehen zu versöhnen, bevor sich etwas ändern kann. Natürlich haben Sie Übergewicht. Das dürfen und sollen Sie auch ganz realistisch sehen. Und es wird auch etwas dauern, bis Sie Ihr Wunschgewicht erreicht haben. Aber es ist wirklich möglich. Das Wichtigste ist, dass Sie sich bereits jetzt so annehmen können, wie Sie sind, damit es auch später immer wieder klappt. So vermeiden Sie den berüchtigten Jo-Jo-Effekt, wenn Sie nun schon die Grundlagen legen.

Übung 1: Smileys statt Spiegel

Als erste Übung schauen Sie bitte nicht in den Spiegel. Sie haben bestimmt schon davon gehört, dass man sich ansehen und positive Aussagen über sich sagen soll. Viele Leute haben hier aber eine große Abwehrhaltung. Das ist völlig in Ordnung. Schauen Sie deshalb also nicht in den Spiegel. Nehmen Sie sich stattdessen ein Blatt Papier, und suchen Sie sich eine von den beiden folgenden Übungen aus, ganz nach Ihrem Geschmack.

Zeichnen Sie auf ein großes Blatt Papier, mindestens DIN A3, einen Körperumriss, der Ihnen etwas ähnelt. Überlegen Sie sich nun, welche Stellen an Ihrem Körper Ihnen gut gefallen. Falls dies noch nicht viele sein sollten, überlegen Sie, was für Sie akzeptabel ist. Das müssten aber doch einige Stellen sein, wie beispielsweise Ihre Zehen, Ihre Augen, Ihr kleiner Finger oder Ihre Unterschenkel. Bestimmt fällt Ihnen noch viel mehr ein. Malen Sie nun an diese Stellen auf Ihren Körperumriss Smileys, also lachende Gesichter, die Ihnen zeigen, was Sie an sich schon akzeptieren können oder sogar richtig mögen. Sie können auch Herzen malen. Zeichnen Sie einfach wild drauflos, je mehr Smileys und/oder Herzen Sie gemalt haben, desto besser. Es müssen mindestens fünf Stück sein, vielleicht schaffen Sie sogar zehn! Legen Sie anschließend das Blatt an einen gut sichtbaren Ort, so dass Sie nach und nach immer mehr Smileys oder Herzen ergänzen können.

Wenn Ihnen das Malen nicht so liegt, müssen Sie keinen Körperumriss zeichnen. Schreiben Sie stattdessen in bunten Farben kreuz und quer auf das Blatt, was Ihnen gut an sich gefällt. Was Ihnen besonders gut gefällt, schreiben Sie ganz groß, anderes vielleicht etwas kleiner, aber auf jeden Fall schön bunt in Ihren Lieblingsfarben. Machen Sie eine der beiden Übungen bitte auf jeden Fall. Wenn Sie nämlich nur kurz nachdenken und in Gedanken aufzählen, was Ihnen an sich gut gefällt, ist das zwar auch schon sehr positiv, wirkt aber nicht so stark wie die Übung selbst. Und Sie wollen doch wirklich abnehmen, oder?

Damit es leichter für Sie wird, nenne ich Ihnen schon einmal ein paar Beispiele, die Sie gerne benutzen können:

eine angenehme Stimme

helles Lachen

tolle Haare

hübscher Mund

sinnliche Lippen

das kleine Grübchen am Kinn

kluge Augen

runde Ohrläppchen

wunderbares Dekolleté

der niedliche Bauchnabel

schön geformte Hände

zarte Haut

gepflegte Füße

weicher Körper

Dies sind nur Beispiele für äußere Merkmale. Es gibt aber noch viel, viel mehr, was an Ihnen toll ist, wie beispielsweise Ihre ganzen vielen Eigenschaften. Vielleicht sind Sie zuverlässig, kreativ, ordnungsliebend, herrlich chaotisch, freundlich, ausgeflippt, engagiert, ruhig, friedlich, meinungsbildend, aktiv, nachdenklich und vieles mehr. Zählen Sie hier noch mindestens zehn Eigenschaften auf, die auf Sie zutreffen. Wenn es mehr werden – umso besser! Und denken Sie daran, jede Eigenschaft kann immer positiv gesehen werden!

Das meint Stefanie

Also ich finde an mir mein Lachen toll. Es gluckst immer so schön. Meine Augenbrauen haben auch eine tolle Form. Und meine Sommersprossen lassen mich fröhlich aussehen. Meine Haut fühlt sich wirklich weich an. Ich komme zwar oft ein paar Minuten zu spät, aber ich bin trotzdem immer zuverlässig da! Ich kann auch über mich selbst lachen und habe Spaß im Regen. Manchmal kann ich ziemlich ausdauernd sein und stundenlang auf der Couch liegen und schmökern. Meistens ist es etwas chaotisch bei mir, aber ab und zu bekomme ich auch einen Rappel und kann die ganze Wohnung dann in einer halben Stunde aufräumen! Jetzt ist die Liste schon ziemlich lang geworden und sieht richtig bunt aus. Ein schönes Gefühl. Ich lasse sie auf meinem Nachttisch liegen und schaue sie mir jeden Morgen noch einmal kurz an. Ein prima Start in den Tag!

Nehmen Sie sich so oft wie möglich Zeit, um Ihre wirklichen Bedürfnisse kennenzulernen und zu leben. So vieles müssen wir im Alltag unterdrücken, und wir kompensieren dies dann mit zu vielem oder ungesundem Essen. Wenn man seine Bedürfnisse nicht richtig lebt, hat man durch das Essen so den vermeintlichen Geschmack der Süße im Leben oder des würzigen und knackigen Abenteuers. Dies ist aber eigentlich nur ein Leben aus zweiter Hand. Was sind stattdessen Ihre wirklichen Bedürfnisse? In Kapitel 2 haben Sie hierzu schon einen Einblick bekommen. Spüren Sie nun noch einmal nach, was Sie sich wirklich wünschen, statt zu viel zu essen.

Wenn Sie mehr Ruhe brauchen, lassen Sie die ganze Arbeit zu Hause wenigstens eine halbe Stunde lang liegen und ziehen Sie sich kurz zurück. Manche Leute verkrümeln sich gerne auf die Toilette, nur um mal ungestört lesen zu können. Planen Sie lieber eine regelmäßige Wohlfühlzeit für sich ein.

Das meint Stefanie

Ich sehne mich eigentlich nach beidem: mehr Zeit für mich, aber auch etwas mehr Aufregung, mehr Ausprobieren im Leben. Meistens habe ich aber ein schlechtes Gewissen, wenn ich mich einfach nur so auf die Couch lege, weil ich eigentlich noch sauber machen müsste, irgendwelche Unterlagen ordnen oder einkaufen. Oft sieht auch mein Freund im Wohnzimmer fern, so dass ich gar keine richtige ruhige Zeit habe. Aber da habe ich mir jetzt etwas ausgedacht. Ins Schlafzimmer habe ich einen supergemütlichen Sessel gestellt. Um den zu finden, bin ich in fünf verschiedene Möbelgeschäfte gerannt, aber es hat sich gelohnt. Man sitzt darin wie auf Wolken. Wenn ich meine Ruhe haben möchte, sage ich meinem Freund Bescheid, dass ich mich mal für eine halbe Stunde zurückziehe. Vorsichtshalber hänge ich noch ein »Bitte nicht stören«-Schild wie aus dem Hotel an die Tür. Und dann mache ich es mir nur noch gemütlich mit einem Buch oder auch meinen Lieblingszeitschriften. Wenn ich mag, höre ich eine CD mit Musik nach Geschmack, manchmal sind es sanfte Naturtöne, manchmal auch eher wilde Songs, die mich aufmuntern. Als Knabberspaß stelle ich mir eine Schüssel mit Gurkensticks oder Melonenstücken hin. Die gibt es schon fertig im Supermarkt, da ich manchmal keine Lust zum Schnippeln habe. Nach der halben Stunde fühle ich *mich total frisch. Und der Heißhunger auf Süßes ist auch vergangen.*

Demnächst will ich auch etwas Aufregendes ausprobieren. Für mich ist das der Sprung vom 3-Meter-Brett. Ob ich das wage?

Übung 2: Mein fantastischer Freund

Als zweite Übung stellen Sie sich nun vor, dass Ihr bester Freund oder Ihre beste Freundin gemütlich neben Ihnen sitzt. Suchen Sie sich hierfür in Gedanken einen besonders schönen Ort aus, wie zum Beispiel einen Strand mit Palmen beim Sonnenuntergang, eine Bank in einem Rosenpark, ein gemütliches Café mit urigen Nischen oder ein Platz vor einem See mit Springbrunnen, in dem sie beide mit den Füßen plantschen. Die Hauptsache ist, dass Sie sich wirklich wohlfühlen. Falls Sie momentan keinen vertrauten Freund haben, stellen Sie sich den besten Freund vor, den Sie haben könnten, der wirklich wohlwollend und geduldig ist und für Sie nur das Beste will. Wenn Sie sich nun in Ihrer Vorstellung miteinander unterhalten, erzählt Ihnen Ihr Freund oder Ihre Freundin alles Gute über Sie: Ich nenne Ihren besten Freund jetzt einmal Michael. (Sie können natürlich auch den Namen einer anderen Person, die Sie mögen, einsetzen.) Er ist wirklich ein toller Kumpel, hört Ihnen aufmerksam zu und kennt Sie schon viele Jahre. Er freut sich riesig über Ihre Erfolge und tröstet Sie außergewöhnlich gut, wenn es Ihnen mal schlecht geht. Sie konnten sich beide schon viel anvertrauen und wissen die gegenseitige Ehrlichkeit und das tiefe Vertrauen zu schätzen.

Wenn Sie diesem Gefühl nun nachspüren, beantworten Sie folgende Fragen. Stellen Sie sich dabei Ihren Freund oder Ihre Freundin so bildlich wie möglich in der wunderschönen Landschaft mit Ihnen zusammen vor:

- ◆ Was mag Michael an Ihnen besonders gerne?
- ◆ Warum war Michael so richtig stolz auf Sie?
- ◆ Wie konnten Sie Michael selbst besonders gut helfen?
- ◆ Wovon schwärmt Michael bei Ihnen am meisten?
- ◆ Warum möchte Michael gerne mit Ihnen befreundet sein? (Ja, es gibt viele Gründe!)

Das meint Stefanie
Diese Übung fiel mir gar nicht so leicht. Es ist schon schwierig, sich wirklich die guten Sachen vorzustellen. Ich habe die Übung später noch einmal gemacht, und dann klappte es besser. Ich habe herausgefunden, dass ich für andere Menschen wirklich eine Bedeutung haben kann, was mir vorher nicht so bewusst war. Alles lief eben einfach so nebenher. Ich werde die Übung bestimmt noch häufiger machen. Man muss sich fast erst einmal an das Gute gewöhnen. Aber es macht Spaß.

Für Ihre Abnehmreise brauchen Sie natürlich auch Verpflegung, aber diesmal kein Essen, sondern viele verschiedene Tankstellen, die Sie gut versorgen. Was könnte in Ihrem Leben eine solche Tankstelle sein? Beantworten Sie bitte möglichst spontan folgende Fragen:

1. Was können Sie besonders gut genießen?

2. Wofür würden Sie sogar nachts aufstehen, um es zu genießen?

3. Wie fühlt es sich für Sie an, wenn Sie so ganz mit sich zufrieden sind?

4. In welchen Zeiten Ihres Lebens sind Sie besonders mutig und motiviert gewesen?

5. Wie kann Ihnen dieses Gefühl für Ihr neues Projekt »Wohlfühlgewicht« helfen?

6. Welche »Tankstellen« werden Sie auf Ihren Etappen beim Abnehmen mit positiven Gefühlen versorgen?

7. Woran werden Sie auf Ihrer Abnehmreise erkennen, dass Sie sich auf einem guten Weg befinden?

8. Womit sind Sie jetzt schon zufrieden?

9. Was begünstigt einen guten Start für Ihre Abnehmreise?

10. Wie werden Sie Ihr Ziel feiern?

Ganz wichtig: Packen Sie auch noch einen kleinen Rucksack für die etwas schwierigeren Strecken zwischendurch, wenn Sie Stress haben oder vielleicht einmal zwischendurch etwas weniger abnehmen, als Sie möchten. Solche Zeiten sind völlig normal. Umso schöner sind anschließend Ihre Erfolge. Damit Sie aber motiviert bleiben, greifen Sie dann einfach in Ihren Ressourcen-Rucksack. Hierfür können Sie ganz praktisch einen kleinen Wanderrucksack oder auch eine Tasche mit verschiedenen Sachen befüllen, die Ihnen guttun, wie zum Beispiel schöne Bilder, Gutscheine für eine Massage oder einen Kinobesuch. Am wichtigsten sind aber kleine Kärtchen, auf denen Sie motivierende Fragen zu Ihren Ressourcen notieren:

♦ Welche Gedanken haben mir bis jetzt besonders gutgetan?
♦ Was hat bis jetzt schon gut geklappt?
♦ Was habe ich schon geschafft?
♦ Wie kann ich mir eine kleine Auszeit gönnen?
♦ Was würde mich jetzt am meisten motivieren?

+ Wie kann ich in den nächsten Tagen besonders gut zu mir sein?

Bei Bedarf können Sie immer wieder in Ihren Rucksack greifen und ein kleines Ressourcen- und Mutmachgeschenk ziehen.

So, nun haben Sie eine schwierige Etappe sehr gut gemeistert! Herzlichen Glückwunsch. Gerade diese Übungen fallen vielen Menschen schwer. Machen Sie sie immer wieder mal, und schauen Sie, ob sich etwas verändert oder ob sie Ihnen mit der Zeit leichter fallen. Toll, dass Sie bisher durchgehalten haben! Jetzt geht es weiter. Kommen Sie mit!

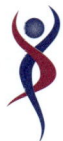

Schließen Sie Frieden mit Menschen und Situationen

Wenn ich Situationen kläre und Frieden schließe, kann ich besser abnehmen? Ja, Sie können in einem friedlichen und entspannten Zustand weitaus schneller abnehmen. Sie wissen ja, Belastungen verursachen Stress, und bei Stress greift man wieder viel schneller zu altbekannten Strategien des leckeren Essens. Essen beruhigt und man meint, dass alles doch nicht so schlimm sei. Wenn Sie ungelöste Probleme haben, Nachbarn, die Sie vielleicht ständig aufregen, eine angespannte finanzielle Situation, Anforderungen, die Sie immer wieder erfüllen müssen – dann summieren sich solche Stressfaktoren. Und irgendwann wird Ihnen dann einfach alles zu viel, und Sie gehen schneller zum Kühlschrank, um sich etwas zu beruhigen.

Das meint Stefanie

Ich kenne das. Wenn ich Ärger im Job hatte und dann noch irgendeine Kleinigkeit hinzukommt, ist ein Stresslevel bei mir überschritten. Eigentlich bin ich immer sehr geduldig und habe auch viel Verständnis für andere. Aber es gibt Tage, an denen dann richtig viel zusammenkommt, auch wenn sich manchmal nur nervige Kleinigkeiten summieren. Dann habe ich oft das Bedürfnis, mich irgendwie abrea-gieren zu müssen. Nur meistens ist mein erster Gang dann leider der an den Kühlschrank. Erst mal schauen, was Le-ckeres da ist, und etwas essen. Beim Essen denke ich dann noch eine Zeit lang über den Stress nach und merke gar nicht, wie viel ich gerade esse. Und schwupps ist die Packung schon fast leer. Das möchte ich unbedingt ändern!

Als positive Möglichkeit greifen Sie heute, wenn Sie Stress spüren, nicht zum Müsliriegel oder dem kleinen Snack zwischendurch, sondern geben sich zunächst selbst erst einmal Anerkennung. Was läuft in diesem Moment gerade gut? Nur in diesem Moment? Sicher fällt Ihnen eine Sache ein, wie:

- Toll, dass ich die Kühlschranktür geschlossen halten kann!
- Super, dass ich meinen Termin nachher einhalte!
- Klasse, wie beschwingt ich mich fühle!
- Schön, dass ich den Mut zum Abnehmen finde!

Wenn Sie heute noch etwas mehr Zeit finden, schreiben Sie eine Liste mit allen anerkennenden und guten Worten, die jemals andere Leute über Sie gesagt haben. Kramen Sie ein bisschen in Ihrem Gedächtnis. Wenn Sie erst einmal beginnen, fallen Ihnen bestimmt immer mehr schöne Dinge ein, die über Sie gesagt wurden. Denken Sie an Ihre Freunde, Partner, Eltern, Lehrer, Bekannten, nette Nachbarn, die freundlichen Leute in Geschäften und alle, die Ihnen einfallen. Haben Sie sich bei Komplimenten immer ein bisschen geschämt? Machen Sie damit Schluss, denn Anerkennung ist nicht peinlich, sondern schenkt Ihnen Optimismus und Kraft. Wenn Ihre Liste voll ist oder Ihnen nichts mehr einfällt, geben Sie sich selbst die Anerkennung, die Sie sich so oft gewünscht haben, aber die noch nie jemand zu Ihnen gesagt hat:

- Du bist die Bereicherung und der Sonnenschein in meinem Leben.
- Mit dir möchte ich immer zusammen sein.

- Du bist charmant, witzig und geistreich.
- Du hast tolle Ideen.
- Du kannst vieles so gut, zum Beispiel _____
  (setzen Sie hier eine oder mehrere Tätigkeiten ein).
- Du bist ein wertvoller Mensch.
- Schön, dass es dich gibt.

Schreiben Sie Ihre Lieblingskomplimente, auch diejenigen, die Sie sich wünschen, auf kleine Zettel und hängen Sie sie überall hin, wo Sie sie gut sehen können, zumindest jedoch in die Küche, ins Badezimmer an den Spiegel und in Ihr Zimmer, in das Sie sich gerne zurückziehen. Ein toller Platz ist auch im Flur, wenn man dort oft entlanggeht. Je häufiger Sie Ihre wundervollen Botschaften lesen, desto besser geht es Ihnen, und nebenbei fühlen Sie sich immer satter. Bevor Sie wieder Heißhunger bekommen, lesen Sie ganz viele der Komplimente, so als würden Sie jetzt etwas ganz Besonderes essen.

Das meint Stefanie

Zuerst sind mir nicht sehr viele Komplimente eingefallen, eher die Kritik, die mir andere gesagt haben. Aber nach und nach fielen mir doch noch schöne Dinge ein, sogar aus meiner Grundschulzeit! Ich habe mir jede positive Äußerung auf einen Zettel geschrieben und ihn an meine Pinnwand gehängt. Einige Zettel habe ich selbst geschrieben, wie: »Du bist wirklich wundervoll!« Oder: »Du hast ein großes Talent.« Wenn ich die Zettel im Vorbeigehen lese, fühlt es sich an, als würde wirklich jemand zu mir sprechen und diese Dinge gerade sagen. Manchmal nehme ich mir auch Zeit und lasse die schönen Aussagen ein bisschen länger wirken. Es tut wirklich gut. Und nach ein paar Tagen habe ich mich tatsächlich selbstbewusster gefühlt. Bevor ich etwas naschen möchte, schaue ich jetzt lieber einige Minuten auf meine Pinnwand. Das ist viel tröstlicher.

Ganz besonders wichtig für Ihr Wohlbefinden ist auch der Umgang mit anderen Menschen. Wenn Sie sich ab sofort lieber mit Menschen und Dingen umgeben möchten, die Ihnen wirklich guttun, nehmen Sie sich etwas Zeit und notieren Sie die Namen aller Menschen, mit denen Sie zu tun haben. Überlegen Sie nun, welche Menschen Sie aufbauen und Ihnen wohlgesinnt sind sowie guttun und welche Ihnen eher Kraft nehmen. Vielleicht gibt es auch manchmal eine Mischung aus beidem. Die Menschen, die Ihnen eher Kraft geben oder mit denen Sie sich einfach wohl und so angenommen fühlen, wie Sie sind, sind Ihre Energiesonnen. Der Kontakt tut Ihnen wirklich gut. Pflegen Sie einen solchen Kontakt liebevoll, der ja auf Geben und Nehmen beruhen sollte. Die Leute, die Ihnen nicht so guttun, sollten Sie nach Möglichkeit meiden. Falls dies nicht geht, reduzieren Sie den Kontakt so gut es geht. Natürlich können Sie auch Ihre Einstellung zu den Leuten verändern. Gerade Leute, die häufig kritisieren oder anderen Steine in den Weg legen, haben selbst die meisten Defizite. Jede Aggression ist letztlich ein Schrei nach Liebe. Sehen Sie diesen Hintergrund, aber weisen die diejenigen Leute dennoch in ihre Schranken. Sie selbst haben ein Recht, dass man gut mit Ihnen umgeht.

Doch manchmal sind es nicht nur Menschen, die einen belasten, sondern auch Dinge.

Stehen in Ihrem Zuhause auch Dinge herum, an die Sie Erinnerungen haben oder die Sie einmal geschenkt bekamen? Erinnerungen an die letzte verflossene Liebe? An Ihren verstorbenen Onkel? An frühere Zeiten? Gehen Sie einmal wieder bewusst durch Ihre Wohnung, und lassen Sie alle Dinge auf sich wirken. Überlegen Sie: Warum steht dieses Ding an dem Platz? Was sagt es mir? Wie fühle ich mich, wenn ich es bewusst betrachte? Oder sehe ich eigentlich immer darüber hinweg? Viele Dinge tun einem gut, wenn man sie bewusst auswählt und ihnen einen Platz gibt. Viele Dinge sind mit der Zeit aber nur Staubfänger geworden, die irgendwie ärgerlich machen, weil immer wieder Erinnerungen mit ihnen verknüpft werden, die man gar nicht mehr haben will. Deshalb: Entsorgen Sie solche Miesmacher! Sie müssen sich nicht verpflichtet fühlen, Mitbringsel oder Geschenke für alle sichtbar aufzustellen. Ihr Geschmack verändert sich. Dekorieren Sie Ihre Zimmer um. Stellen Sie Dinge auf, die eine positive Energie ausstrahlen oder die Sie optimistisch stimmen. Alles andere tun Sie weg. Wenn Sie nicht gleich alles wegwerfen wollen, legen Sie diese Dinge in eine geschlossene Schachtel. Vielleicht interessieren sich ja auch andere Leute dafür, für die diese Sachen dann wieder eine gute Bedeutung haben. Halten Sie nicht daran fest, sondern seien Sie offen für Neues!

Ganz wichtig: Ihr Zuhause ist Ihr persönliches Territorium. Bauen Sie Brücken zu anderen Menschen, aber vergessen Sie nicht, auch ein paar Zugbrücken einzuplanen, die Sie bei Bedarf hoch- oder runterlassen können.

Das meint Stefanie

Als ich durch mein Wohnzimmer ging, ist mir erst richtig bewusst geworden, wie viele Andenken oder Deko-Sachen, die ich geschenkt bekommen habe, vorhanden sind. Die meisten sind auch sehr schön. Aber ich habe auch viele Erinnerungen, die ich mit ihnen verbinde. Manches hat mich dann doch immer wieder etwas bedrückt, obwohl ich mir oft nicht erklären konnte, woher auf einmal meine schlechte Stimmung kam, wenn ich an Sachen vorbeigegangen bin. Ich habe jetzt einfach ein paar Dinge weggepackt, zwar zuerst mit einem schlechten Gewissen, aber jetzt fühle ich mich viel freier und viel besser!

Oftmals trägt man nicht nur ein paar Kilos zu viel mit sich herum, sondern auch sehr viel Verantwortung. So hat man auch ein besonderes »Gewicht«, doch Verantwortung kann manchmal auch belasten, vor allem wenn man sie nicht freiwillig trägt.

Dies ist eine kleine Übung, die Ihnen verdeutlicht, wie viel Gewicht Ihre gesamten Verantwortungsbereiche haben. Gewicht meint einerseits die Bedeutung, andererseits aber auch die Schwere vielleicht zu großer Verantwortung, die man eigentlich gar nicht tragen möchte. Bestimmt kennen Sie das auch, dass Sie sich einfach für vieles verantwortlich fühlen: Regelmäßig holen Sie den Kaffee für Ihre Kollegin oder übernehmen im Büro den Blumendienst. Das ist an sich nicht viel, wenn sich aber mehrere solcher kleinen Verantwortungen ansammeln, kann dies doch manchmal sehr umfangreich werden, wie zum Beispiel regelmäßig beim Nachbarn nach dem Rechten schauen, im Verein eine ehrenamtliche Tätigkeit übernehmen, Feiern ausrichten oder für gute Laune sorgen.

Ganz abgesehen von den wirklich großen Verantwortungsbereichen für Kinder. Auch für den Partner, die Eltern, Geschwister und Freunde möchte man ja da sein. Im Alltag sind uns diese Bereiche gar nicht immer bewusst. Wenn sie aber immer mehr belasten, kommt Stress hinzu – und damit schon wieder das bewährte Programm des Beruhigungsessens. Schauen Sie heute einmal, wo Ihre Belastungen und vor allem Ihre Belastungsgrenzen liegen. Sammeln Sie zunächst einige unterschiedlich große Steine, die möglichst anders aussehen. Falls Sie gar keine finden, formen Sie einfach aus Modelliermasse unterschiedlich große Steine. Vielleicht sind manche sehr groß und andere eher wieder klein. Suchen Sie sich nun einen gemütlichen Platz, an dem Sie ungestört sind, und legen Sie die Steine vor sich hin. Denken Sie nun an eine Situation, in der Sie immer Verantwortung empfinden. Wenn Ihnen die Situation ganz klar ist, wählen Sie nun einen Stein aus, der diese Situation von der Größe und vom Gewicht her darstellt. Das Blumengießen im Büro strengt Sie nicht sonderlich an, aber braucht doch viel Aufmerksamkeit? Dann wählen Sie vielleicht einen etwas kleineren Stein. Jeden Abend für Ihren Partner zu kochen, obwohl Sie auch schon müde sind, ist schon eine größere Herausforderung, die Sie sich ausgesucht haben? Dann wählen Sie einen größeren Stein. Und Ihren Vater im neu eröffneten Laden am Samstag zu unterstützen, geht manchmal schon über Ihre Kräfte? Dann nehmen Sie einen besonders großen Stein. Legen Sie die Steine, die Sie für die jeweiligen Situationen ausgewählt haben, auf eine Seite. Wie viele Steine sind es geworden? Wie viele sind noch übrig? Legen Sie alle ausgewählten Steine in eine Tasche oder einen Korb und heben Sie ihn hoch. Wie schwer sind die Steine? Wie viel Verantwortung tragen Sie jeden Tag mit sich herum? Wie viele Steine müssten aus dem Korb herausgenommen werden, damit er sich wieder leichter und besser anfühlt? Können Sie in Ihrem Leben für einige Bereiche auch Verantwortung abgeben oder delegieren? Könnten Sie in einigen Bereichen Unterstützung bekommen? Schreiben Sie alle Möglichkeiten der Hilfe auf, und notieren Sie auch Bereiche, die Sie einfach so abgeben können, wie zum Beispiel ein Ehrenamt. Nehmen Sie diejenigen Steine aus Ihrem Korb heraus. Wie ist Ihr Gefühl dabei? Es kann sein, dass Sie sich schon viel freier und leichter fühlen und einiges an unbewusstem Stress abgenommen hat. Und hier ist auch wieder der Zusammenhang zum Gewicht: Wenn der Stress abnimmt, nehmen auch Sie viel leichter an Gewicht ab. Probieren Sie es aus!

Das meint Stefanie

Zum Glück hatte ich nicht ganz so viele Steine, aber ein Brocken war doch dabei, wie die Verantwortung für die einsame ältere Nachbarin gegenüber. Ich gehe eigentlich gerne zu ihr und leiste ihr Gesellschaft, koche ab und zu für sie oder bringe ihr etwas mit. Aber neben meinem Beruf und meiner Familie ist es mir mit der Zeit doch etwas zu viel geworden. Das habe ich an dem ganz großen Stein gemerkt, den ich für diese Situation ausgesucht habe. Dieser Stein hat mich doch sehr belastet. Gemeinsam mit zwei anderen Nachbarinnen habe ich überlegt, was man machen kann. Sie wollen mich jetzt unterstützen und auch einmal für die ältere Frau einkaufen gehen. Auch ihre Tochter will sich jetzt mehr um sie kümmern. Das ist eine große Erleichterung für mich. Den Stein konnte ich jetzt beiseitelegen. So habe ich wieder mehr an Schwung gewonnen. Zuerst hatte ich ein bisschen ein schlechtes Gewissen, wenn ich Aufgaben delegiere und andere um Hilfe bitte, aber es hat wirklich nichts gemacht. Ich finde, dass das Verhältnis zu allen sogar besser geworden ist, als wenn man immer nur die Zähne zusammenbeißt.

Kennen Sie das auch, dass Sie über frühere Entscheidungen manchmal nachgrübeln, ob Sie auch alles richtig gemacht haben oder damals lieber etwas ganz anderes hätten tun sollen? Auch hier ist es wieder wichtig, mit früheren Situationen und Entscheidungen Frieden zu schließen. Damals haben Sie so gehandelt, wie Sie es wussten und was aus Ihrer Situation heraus das Beste war. Vielleicht sehen Sie das heute anders, aber damals war es genau richtig. Sie haben getan, was Sie konnten. Wenn Sie im Nachhinein mit Ihrer Entscheidung unzufrieden sind und die Situation gerne anders hätten, erzeugen Sie nur wieder Stress. Manchmal sind auch Umwege wichtig, um neue Erkenntnisse zu finden. Denken Sie an ein Märchen: Wenn die Prinzessin sofort ihren Prinzen bekäme, wäre das Märchen schon bald beendet. Alle hätten sich immer richtig entschieden und könnten sofort heiraten. Das Besondere im Märchen aber ist doch, dass Prüfungen stattfinden, der Held manchmal auch Fehler macht oder Hilfe benötigt. Erst durch die vielen bestandenen Situationen reift der Held, um am Ende nach langen Wirrnissen dann das Happy End zu erreichen. Es gibt auch eine schöne Geschichte von einem Mann, der an einer Wegkreuzung steht und nicht weiß, welchen

Weg er nehmen soll. Er steht und steht also und überlegt und wartet ab. Er will ja nicht den falschen Weg nehmen. Also geht er gar nicht weiter. Als er schließlich alt geworden ist und bald stirbt, erkennt er, dass jeder der beiden Wege letztlich durch verschiedene Landschaften zum offenen Meer geführt hätte. Das Ziel war also gleich, nur die Umgebung eine andere. Letztlich gibt es so auch keine verpassten Chancen. Vielleicht begegnen Ihnen diese Chancen in einem ganz anderen Gewand an anderer Stelle. Lassen Sie deshalb frühere Entscheidungen los, schließen Sie Frieden damit. Schauen Sie, was Sie jetzt gestalten können.

Hierzu eine kleine Übung: Gehen Sie in Gedanken die Situationen durch, die für Sie vielleicht im Nachhinein ein Umweg waren oder die Sie gerne geändert hätten. Überlegen Sie nun aus Ihrer heutigen Sicht, wie genau diese Situation damals Sie dennoch weitergebracht hat. Was haben Sie daraus gelernt? Was war an diesem Umweg dennoch gut? Wie hat er Sie weitergebracht? Überlegen Sie sich auch, welche Stärken Sie durch den Umweg oder die Situation gewonnen haben! Was bringt Ihnen diese gewonnene Stärke heute? Wie können Sie sie bewusst einsetzen, um Ihr jetziges Leben friedlicher und glücklicher zu gestalten?

Und noch etwas ganz Wichtiges: Akzeptieren Sie sich immer wieder so, wie Sie sind. Wenn Ihnen das noch schwerfällt, sagen Sie sich:

* Heute akzeptiere ich mich so, wie ich bin.
* Heute will ich gut für mich sorgen.
* Heute darf ich an erster Stelle stehen.
* Heute kann ich gestalten.
* Heute darf ich sein, wie ich bin.
* Heute lebe ich meine Stärken und meine Schwächen.
* Heute freue ich mich auf diesen Tag.

Geben Sie sich heute ein Stück neue Freiheit. Sie müssen nicht mehr an Ihren alten Kilos festhalten. Auch die Kilos, die vielleicht aus früheren Situationen entstanden sind, dürfen Sie loslassen und wieder eine neue Leichtigkeit erfahren.

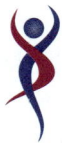

Lernen Sie, Nein zu sagen

Vielleicht sagen Sie zu oft: Ja. Ja zum vielen Essen oder Ja zu vielen Wünschen der anderen. Oft merken wir gar nicht, was uns gerade guttun würde, weil wir schon Ja zu so vielem anderen gesagt haben. Dabei sollte Ihr eigenes Wohlbefinden an allererster Stelle stehen. Sie kennen doch im Flugzeug die Einweisung der Stewardess: In sehr charmanter Weise erklärt Sie zu Beginn des Fluges, was Sie in Notfallsituationen tun sollen. Setzen Sie sich zuerst die Sauerstoffmaske auf und dann erst Ihrem Nachbarn! Wenn Sie zuerst Ihrem Nachbarn, auch wenn es Ihr Mann, Ihre Frau oder sogar Ihr Kind wäre, helfen würden, könnten Sie selbst bald nicht mehr atmen und würden ohnmächtig werden. Also müssen Sie sich auch im Sinne der anderen zuerst selbst helfen und an sich denken, dann erst können Sie den anderen wirksam helfen. Doch nicht nur im Notfall im Flugzeug ist dies so, auch im täglichen Leben kommen Sie an erster Stelle, um überhaupt auf Dauer die Kraft zu gewinnen, anderen ein »Ja« zu schenken. Erst wenn Sie also kurzfristig auch einmal »Nein« zu anderen sagen, helfen Sie auf Dauer damit besser.

Von klein auf sind wir eher daran gewöhnt zu gehorchen, als laut und deutlich Nein zu sagen. Wissen Sie noch, wie viele Erwachsene missbilligend geschaut haben, als Sie früher noch häufiger Nein gesagt haben? »Das kannst du doch nicht machen. Du willst ja auch mal etwas von den anderen. Sei doch nicht so. Das ist aber nicht nett. Dann mache ich auch nichts mehr für dich.« Und so geht es immer weiter. Im Laufe der Zeit hört man dann immer öfter auf, Nein zu sagen. Man möchte ja nicht ganz alleine dastehen und denkt, dass es irgendwie schon geht. Wenn Sie Ihr Nein aber sehr häufig unterdrücken, müssen Sie Ihre wahren Gefühle anders ausleben. Meistens greift man dann wieder zum Essen, weil das nicht gelebte Nein Stress auslöst. Wenn Sie Nein sagen, haben Sie zwar auch Stress, aber doch kürzer und weniger, als wenn Sie es um des lieben Friedens willen unterdrücken. Dieser angebliche Friede ist jedoch leider gar nicht echt, und schon bald kommen neue Ansprüche auf Sie zu. Wieso soll der liebe Frieden eigentlich immer von Ihnen ausgehen? Die anderen könnten doch auch selbst für sich sorgen. Ganz wichtig: Wenn andere etwas von Ihnen wollen, lassen Sie sich immer zuerst genügend Bedenkzeit. Entscheiden Sie nicht spontan, ob Sie eine Aufgabe übernehmen. Sehr oft sagt man nämlich »Ja« und merkt erst hinterher, dass man eigentlich doch nicht möchte. Dann gerät man schon wieder in Stress und überlegt, wie man im Nachhinein vielleicht noch absagen kann, oder erledigt das Versprechen dann mit zusammengebissenen Zähnen. Und genau dies sind wieder Situationen, in denen man verstärkt zum Essen greift, um sich abzureagieren. Sagen Sie deshalb schon im Vorfeld:

- »Ich muss erst schauen, ob es zeitlich passt. Ich gebe dir noch Bescheid.«
- »Ich möchte mir die Sache noch überlegen.«
- »Momentan passt es nicht so gut. Ich muss es noch prüfen.«

Erst wenn Sie nach der Bedenkzeit wirklich sicher sind, dass Sie die Bitte erfüllen wollen, sagen Sie zu. Wenn Sie aber nicht mitmachen wollen, was Ihr gutes Recht ist, sagen Sie am besten eindeutig ab:

»Es passt zeitlich nicht.«

Sie müssen sich nicht weiter rechtfertigen oder entschuldigen. Sie müssen auch wirklich keine weiteren Erklärungen abliefern, um den anderen nicht zu enttäuschen. Wie er dann mit der Situation umgeht, ist seine Sache. Vertrösten Sie den anderen auch nicht auf ein anderes Mal. Dann müssen Sie sich nur wieder neu aus der Affäre ziehen. Besser ist ein klarer und freundlicher Standpunkt.

Das meint Stefanie

Es passiert schon häufiger, dass ich irgendwo zusage, obwohl ich eigentlich nicht möchte. Meine Freundin Mona bat mich, einen Abend lang auf ihre vierjährige Tochter aufzupassen, denn sie selbst hatte ein Date mit einem tollen Mann. Natürlich gönne ich ihr den tollen Mann, aber ich sollte bis elf oder vielleicht auch zwölf Uhr nachts babysitten. Das war mir wirklich zu lange, weil ich am nächsten Tag einen wichtigen Termin im Job hatte, auf den ich mich unbedingt vorbereiten musste. Außerdem wollte ich auch fit sein. Mona meinte, ich könne mich ja bei ihr zu Hause vorbereiten. Das ist für mich aber gar nicht dasselbe. Ich brauche meine eigenen Sachen und mein Umfeld. Jetzt saß ich in der Klemme. Ich wollte Mona nicht verärgern, musste aber auch an mich denken. Fast hätte ich schon wie so oft zugesagt, und ich merkte, wie ich immer nervöser wurde. Meine erste Reaktion war, einen Schokokeks zu essen und dann noch einen und noch einen, bis ich mich nach fünf Keksen etwas beruhigt hatte. Das ärgerte mich dann noch mehr, dass ich wieder so viele unnütze Kalorien gegessen hatte. Schließlich rief ich Mona an: »Meine Präsentation morgen ist mir sehr wichtig. Ich kann mich dafür nur ausreichend zu Hause vorbereiten. Obwohl mein Job für mich jetzt im Vordergrund steht, ist mir deine Freundschaft sehr wichtig. Bitte nimm für diesen Abend einen Babysitter, vielleicht sogar mit open end. Ich wünsche dir, dass du heute deinen Traummann kennenlernst. Erzähl mir doch unbedingt, wie es war.« Mona war *einen kurzen Moment still und sagte dann: »Geht klar. Ich wusste nicht, dass der Termin im Job so wichtig für dich ist. Dann viel Erfolg für morgen. Ich melde mich. Drück mir die Daumen, ich drück sie dir auch.« So einfach war das. Ich war selbst erstaunt. Entspannt ließ ich mich aufs Sofa fallen. Hunger hatte ich überhaupt keinen mehr. Herrrlich! Auch wenn es nicht immer so einfach gehen wird, weiß ich doch, dass ich auf dem richtigen Weg bin.*

Doch was macht man, wenn das Neinsagen nicht hilft? Wenn wieder die kleinen Saboteure auf der Schulter sitzen? Oft wollte man bereits schon abnehmen und hat sogar auch Teilerfolge erzielt, aber dann hat es doch nicht geklappt. Warum eigentlich nicht? Meistens sind die eigenen Saboteure wieder mal erfolgreich am Werk gewesen. Wenn Sie denken: ›Am liebsten möchte ich abnehmen‹, geht es oft schon los und der erste Saboteur ist wach geworden. »Abnehmen? Wieso das denn? Das schaffst du doch sowieso nie. Lass es einfach bleiben.« Wenn Sie dann aber am Ball bleiben, wird der Saboteur noch aufdringlicher: »Weißt du nicht mehr, wie oft du es schon versucht hast? Und was ist dabei rausgekommen? Na, bitte. Du hältst das gar nicht durch. Das ist viel zu anstrengend für dich. Lass es ein. Hol dir lieber eine Tüte Chips.« So haben Sie sehr oft einen Abnehmgegner, der Ihnen das kleine bisschen Motivation auch noch nimmt. Woher kommt aber der Saboteur? Saboteure werden immer dann genährt, wenn Sie sich selbst etwas nicht zutrauen oder Zweifel haben, ob das alles auch wirklich das Richtige ist. Wenn Sie nicht wirklich dahinterstehen, hilft Ihnen der Saboteur sogar, dass alles so bleibt, wie es ist – und damit auch so schön vertraut. Sie verharren in Ihrer Komfortzone, fragen sich zwar hin und wieder, ob es nicht auch anders gegangen wäre oder ob sich nicht sogar etwas verbessert hätte, aber die Zweifel sind dann doch da. Und so weiß man ja, was man hat, und kann gar nicht scheitern, weil Sie es ja auch nicht versuchen. Andererseits werden Sie auch nie erfahren, wie wundervoll alles werden kann, wie gut Sie sich fühlen können, welche neuen Erfahrungen und Gefühle es gibt. Und das ist eigentlich sehr schade, wenn der Saboteur die Oberhand gewinnt. Der Saboteur hat aber im Grunde keine Macht. Er spielt Ihnen nur zu, was Sie insgeheim selbst denken: ›Das schaffe ich nicht. Das habe ich noch nie geschafft. Das dauert alles zu lange. Ich muss bestimmt auf einiges verzichten. Geht es nicht auch so weiter?‹ Sie kennen solche Gedanken bestimmt sehr gut. Was können Sie nun tun?

Als ersten Schritt tricksen Sie den Saboteur ein bisschen aus. Drehen Sie den Spieß um, und verstärken Sie sogar noch seine Reden. Sagen Sie einfach:»Ich schaffe es noch nicht mal eine Minute lang abzunehmen!« Merken Sie, wie lächerlich das klingt? Treiben Sie die Einwände des Saboteurs auf die Spitze, so dass sie wirklich albern werden. Als nächsten Schritt überlegen Sie noch einmal, welche Vorteile ein schlankes Ich für Sie hat. Was sind Ihre geheimen Motive und damit Ihre wirkliche Motivation? Was tut Ihnen gut, wenn Sie abnehmen? Was kann Sie unterstützen? Sie schaffen es ganz bestimmt abzunehmen. Setzen Sie sich nur nicht selbst unter Druck. Nehmen Sie eher absichtslos ab. Abnehmen ist leichter, als Sie denken.

Stärken Sie sich selbst, spüren Sie Ihre tolle Energie und setzen Sie diese für sich ein.

Denn: Kommt es bei Ihnen auch vor, dass Sie manchmal voller Energie und blendender Laune sind? Einfach so steht man gutgelaunt auf. Und was macht man dann? Man erinnert sich daran, was alles noch getan werden muss, und fängt schon mal mit dem Staubsaugen, dem Sortieren der Akten oder dem Plan für die Woche an. Wenn man sich schon so fit fühlt, kann man ja auch gleich mit den langweiligen Dingen anfangen, die man sowieso nicht gerne erledigt, und so den Schwung nutzen. Doch was passiert? Schon bald ist die tolle Energie verpufft. Sie hat gar nicht lange vorgehalten. Bitte machen Sie in solchen wundervollen Momenten keinen alltäglichen Kleinkram. Nutzen Sie Ihre herrliche Energie für Tätigkeiten, die Sie wirklich mögen und die Sie inspirieren! Mona geht erst mal eine Runde spazieren, genießt die Sonne und die Natur und kann ihre Energie dadurch sogar noch steigern. Danny überlegt sich einen neuen Song, dessen Text ihr viel leichter zufließt, und Georg denkt sich ein wundervolles Essen aus, das er später kochen kann. Alle spüren danach eine noch größere Freude.

Und damit es noch besser klappt, hier noch ein besonderer Tipp: Wenden Sie die 80/20 Regel an. Der Wirtschaftsexperte Pareto hat herausgefunden, dass wir mit 20 Prozent Aufwand bereits 80 Prozent vom Ergebnis erreichen. Mit den restlichen 80 Prozent, die noch übrig bleiben, also eine ganze Menge, erzielen wir aber nur noch 20 Prozent vom Ergebnis. Das heißt also: Mit 20 Prozent Aufwand, der ja eher gering ist, erreichen Sie bereits 80 Prozent von Ihrem Ergebnis! Und das reicht doch auch! Ein Beispiel: Sie wollen eine Einladung schreiben. In 20 Prozent der Zeit haben Sie eine prima Einladung hinbekommen. Jetzt fangen Sie aber an zu grübeln, ob die Farben auch stimmen, ob Sie nicht noch ein Bild einfügen sollten, ob auch wirklich alles perfekt ist. Sie suchen im Internet, probieren verschiedene Designs aus – und ehe Sie sich versehen, haben Sie mehr Zeit damit verbracht, als Sie eigentlich wollten. Nämlich die restlichen 80 Prozent, um vielleicht ein paar Kleinigkeiten zu verändern, die nur 20 Prozent Ihrer schönen Einladung ausmachen. Was kann man daraus lernen? Sie brauchen sich keinen Stress zu machen, seien Sie mit 80 Prozent einfach schon zufrieden. Sie müssen nicht immer 100 Prozent geben, schon gar nicht für Kleinigkeiten. Für das Abnehmen bedeutet das: Beschäftigen Sie sich am Tag lediglich 20 Prozent Ihrer Zeit mit Ihrem Gewicht und mit dem Abnehmen. Die restlichen 80 Prozent, die Sie sich Gedanken darüber gemacht hätten, gönnen Sie sich für etwas Schönes. Sie haben Ihre Ursachen für Ihr Essverhalten erkannt und wenden lieber die Zeit auf, um sich gut und behaglich zu fühlen.

Wenn Zweifel kommen, ob Sie wirklich jemals schlank werden, dann sagen Sie: »Stopp!« Lassen Sie sich gar nicht erst in eine Negativspirale hineinziehen.

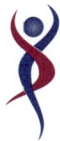

Seien Sie dankbar für das, was ist

Wann haben Sie eigentlich das letzte Mal ein wunderschönes Kompliment gehört – und dies auch wirklich annehmen können? Ist es nicht so, dass man oft an sich rummäkelt und nette Dinge, die jemand zu einem sagt, dann gar nicht wahrnimmt? Winken Sie bei Komplimenten auch eher schnell ab und denken sich: ›Wenn der andere mich richtig kennen würde, dann sähe er schnell, dass das alles gar nicht so toll ist‹? Um zufriedener mit Ihrer Ausgangssituation, also mit Ihrer Jetzt-Situation zu werden, nehmen Sie positive Botschaften unbedingt wahr. Baden Sie wohlig ein bisschen darin. Sie sind wirklich toll! Setzen Sie doch einmal folgenden Satz fort: »Ich habe Glück, weil ...«

Warum können Sie sagen, dass Sie im Leben, so wie es jetzt gerade ist, schon ziemlich viel Glück haben? Hier ein paar Beispiele:

- Ich habe Glück, weil ich liebevolle Menschen kenne.
- Ich habe Glück, weil ich in der überfüllten Stadt oft noch einen Parkplatz finde.
- Ich habe Glück, weil meine Katze auf meinem Schoß schnurrt.
- Ich habe Glück, weil ich bei dem schönen Wetter einen Spaziergang machen kann.
- Ich habe Glück, weil ich mich immer mehr so liebe, wie ich bin.

Und jetzt sind Sie dran. Schreiben Sie selbst fünf Gründe auf, warum Sie Glück haben:

Ich habe Glück, weil _____.

Ich habe Glück, weil _____.

Ich habe Glück, weil _____.

Ich habe Glück, weil _____.

Ich habe Glück, weil _____.

Wie geht es Ihnen jetzt? Ist Dankbarkeit nicht ein wundervolles Gefühl? Seien Sie dankbar für Ihren Körper, so wie er jetzt ist. Seien Sie dankbar für die paar Kilos mehr, die Ihre Hüften zieren. Schön, dass es so viel Auswahl an Essen gibt und es Ihnen so gut schmeckt. Je mehr Sie den Jetzt-Zustand annehmen und sogar dankbar für ihn sind, desto eher kann sich auch etwas verändern. Sehen Sie sich selbst so, wie Sie auch von anderen gesehen werden wollen.

Und als kleine Zugabe führen Sie eine Woche lang ein Zufriedenheitstagebuch. Wie das geht? Nehmen Sie für jeden Tag ein DIN-A4-Blatt und legen Sie es quer. Zeichnen Sie nun drei Spalten. In die erste Spalte schreiben Sie das jeweilige Datum, in die zweite Gründe für Ihre Zufriedenheit und in die dritte ein, zwei oder drei Smileys, je nachdem wie zufrieden Sie sich gerade fühlen (siehe Grafik rechts).

Wie lange brauchen Sie, um 100 Smileys zu sammeln? Je mehr Sie jeden Tag eintragen können, was gerade gut läuft oder wofür Sie dankbar sind, desto schneller haben Sie die 100 Smileys gesammelt. Herzlichen Glückwunsch!

Und nun ist es Zeit für etwas sehr, sehr Ungewohntes. Sie machen Geschenke für Ihre Kilos! Für Ihre Kilos? Wollen Sie die nicht eigentlich loswerden? Ja, natürlich werden Sie Ihre Kilos los, sogar

Datum	Zufriedenheit	Smileys
3. März	Konnte lange ausschlafen. Ein wundervoller, sonniger Tag. Habe eine nette E-Mail bekommen.	☺ ☺ ☺ ☺ ☺ ☺ ☺ ☺
4. März	Heute war kein Stau. Habe mir selbst ein großes Kompliment gemacht. Hatte eine tolle Idee.	☺ ☺ ☺ ☺ ☺ ☺ ☺ ☺
5. März	Habe ein neues gesundes Essen ausprobiert.	☺ ☺ ☺

leichter, als Sie denken. Und gerade dafür geben Sie Ihren Kilos ein Geschenk. Ihre Kilos haben Sie immer so gut beschützt und dienten als Puffer für viele Widrigkeiten. Eigentlich auch ein Grund für Dankbarkeit. Doch was würde nun Ihre Kilos freuen? Schreiben Sie einen Brief, der Ihre Dankbarkeit für die vielen Monate und Jahre ausdrückt. Ihre Kilos waren wie ein guter Freund. Sie waren nicht immer schlimm, denn sie hatten ja einen Grund. Auch wenn Sie sich oft über Ihre Kilos geärgert haben, waren sie auch für eine bestimmte Zeit wichtig. Versuchen Sie, einmal das Positive an Ihren Kilos zu sehen. Auch wenn es Ihnen nicht ganz leichtfällt, aber schreiben Sie einen Dankesbrief, um diese Zeit mit Ihren Kilos zu würdigen.

Jetzt sind Sie selbst wieder dran. Seien Sie sich selbst dankbar! Klingt das seltsam? Ist es aber gar nicht. Sie haben so viel Grund, sich selbst dankbar zu sein. Hatten Sie nicht heute diese wunderschöne klitzekleine Idee? Haben Sie heute nicht wieder so prickelnd in Ihrer Art gelacht? Haben Sie sich heute nicht wieder so toll aufgerafft, etwas für Ihr Wohlbefinden zu tun? Sie sehen, es gibt so viele Dinge, für die Sie sich selbst dankbar sein können.

Und wenn Sie schon dabei sind: Seien Sie auch für die vielen Versuche dankbar, die Sie unternommen haben, um etwas zu lernen oder zu tun. Auch wenn es auf Anhieb nicht immer geklappt hat. Sie haben es versucht, und dazu gehört viel Mut und Engagement. Seien Sie deshalb auch dankbar für Ihre Versuche. Es muss nicht immer gelingen, aber etwas gewagt zu haben, ist prima!

Schauen Sie sich ein bisschen um: Seien Sie dankbar für den Ort, an dem Sie leben, Ihre schöne Wohnung, Ihre Straße, Ihre Stadt. So vieles nehmen wir als selbstverständlich hin. Aber wussten Sie, dass Sie heute besser leben als ein König vor 200 Jahren? Wenn Sie frisches Wasser haben wollen, müssen Sie nur den Wasserhahn öffnen, schon sprudelt es. Nach Belieben haben Sie in wenigen Sekunden sogar heißes Wasser. Früher hätten darüber alle nur riesig gestaunt. Sie müssen kein Feuer mehr machen, um das Wasser zu erhitzen. Sie müssen auch nicht im Winter frieren wie so mancher König im Schloss. Sie haben es wieder mit einem Knopf in der Hand, wie warm der Raum sein soll, in dem Sie sich aufhalten. Aber auch alle anderen Räume können eine Temperatur haben, die Ihnen das ganze Jahr über angenehm ist. Und dann noch die Küche! Speisen immer verfügbar, ständig gekühlt, auch im Sommer. Oder schnell warm gemacht, wann immer Sie es wünschen, einfach wieder per Knopfdruck. Sie haben die Möglichkeit, sich fast jedes Wissen anzueignen, wann immer Sie wollen, blitzschnell im Internet. Nun gut, ein bisschen auswählen müssen Sie schon, aber das mussten Sie früher bei den Gelehrten auch. Und Sie können Bücher lesen, was der Großteil der damaligen Bevölkerung überhaupt nicht konnte. Sie haben eine Couch, jederzeit verfügbare Unterhaltung. Irgendwie wie im Schlaraffenland. So gut hatte es kein König. Der wäre neidisch auf Sie gewesen, ganz abgesehen von Autos, Bussen, Fernverkehr, Urlauben und was einem sonst noch alles Spaß macht.

Und da wir schon beim Spaß sind: Restaurants, Theater, Kinos, Friseure gab es teilweise nicht oder sie waren auch schon wieder Luxus. Sie werden heute so oft bedient: Die Verkäuferin hilft Ihnen.

Der Kellner serviert Ihnen Essen, der Friseur schneidet Ihnen die Haare, die Taxifahrerin chauffiert Sie, wohin Sie wollen. Natürlich bezahlen Sie dafür. Aber es ist trotzdem schön, dass andere Menschen Ihnen bestimmte Situationen erleichtern. Auch wenn der Postbote Ihnen wieder ein Päckchen bringt: Zeigen Sie den Menschen ruhig Ihre Dankbarkeit. Sagen Sie einfach einmal etwas Nettes. Man bekommt das nämlich so selten zu hören. Sie werden erstaunt sein, wie sehr sich die anderen darüber freuen.

Und was ist mit den Leuten, die Ihnen nicht freundlich begegnen, die Sie nerven oder die Sie gar nicht verstehen und umgekehrt? Kann man diesen Leuten auch dankbar sein? In gewisser Weise schon. Vielleicht haben diese Leute auch etwas Nettes, das Sie mögen, nur eine Kleinigkeit. Vielleicht eröffnen Ihnen diese Menschen durch ihre Art ganz neue Horizonte, gerade weil Sie sich so viel mit ihnen auseinandersetzen müssen. Vielleicht kommen Sie dadurch sogar zu Ihrem eigenen Potenzial, weil Sie sich durchsetzen, neue Wege erkunden oder andere Perspektiven einnehmen müssen. Ein ganz kleines bisschen kann man also auch dankbar sein, auch wenn es zugegebenermaßen schwieriger ist. Aber es klappt.

Dann gibt es natürlich noch viele weitere Gründe, um dankbar zu sein. Denken Sie nun einmal an Ihre Stärken. Ihnen fallen spontan keine ein? Überlegen Sie, was Ihnen wirklich Freude macht oder Ihnen sehr leichtfällt. Vielleicht können Sie besonders gut ...

... andere trösten.

... Blumen so pflegen, dass sie auch noch nach mehreren Wochen schön aussehen.

... günstige Angebote finden.

... ein Ziel haben.

... schnell am Computer tippen.

... anderen Ideen vermitteln.

Sie sehen: Es gibt eine ganze Menge Stärken, die wir oft gar nicht wahrnehmen, weil wir sie für selbstverständlich halten. Doch das sind sie gar nicht. Wenn Sie jetzt noch einmal nachdenken, fallen Ihnen bestimmt schon mehr Stärken ein. Sie können sich auch vorstellen, dass Sie mit Ihren Freunden zusammensitzen und diese einfach befragen. Was würde wohl Ihren Freunden einfallen? Schreiben Sie auch das alles auf. Sie können Ihre Freunde natürlich direkt fragen, welche Stärken sie wohl bei Ihnen sehen. Fügen Sie diese dann Ihrer Liste bei. So haben Sie wieder einen tollen Grund, um dankbar zu sein!

Nun können Sie auch anderen eine Freude machen. Wenn man selbst dankbar ist, fällt das viel leichter. Die Dankbarkeit wird also weitergereicht. Wie wäre es mit folgenden Ideen der Freundlichkeit:

- Halten Sie einem Unbekannten die Tür auf.
- Wenn Sie an der Pfandrückgabe für Flaschen stehen, schenken Sie einfach jemandem hinter Ihnen in der Schlange den Pfandbon.
- Fragen Sie einen Nachbarn, wie es ihm geht – wie es ihm wirklich geht – und nehmen Sie sich einen Moment Zeit für ihn.
- Bringen Sie einem Kollegen etwas mit.
- Gratulieren Sie jemandem zum Geburtstag, den Sie nicht ganz so gut kennen, wenn Sie eine Geburtstagsliste haben.
- Sagen oder schreiben Sie jemandem, wie sehr dieser Ihr Leben verändert hat.
- Grüßen Sie völlig fremde Leute.

Je dankbarer Sie sind, desto zufriedener werden Sie. Indem Sie andere durch Kleinigkeiten unterstützen, sind Sie in einer Glücksposition – und Sie wissen ja, Zufriedenheit wirkt sich auch auf unser Essverhalten aus. So muss man nicht mehr über den Geschmack den kleinen Extrakick an Wohlbehagen suchen, sondern findet ihn in täglichen kleinen Begebenheiten. Es mag zunächst noch ungewohnt sein, aber Sie fühlen sich im Laufe der Zeit einfach besser. Einen Versuch ist es wert.

Das meint Stefanie

Die Idee, meinen Kilos dankbar zu sein, fand ich irgendwie seltsam, aber auch witzig. Ich habe sofort einen Brief geschrieben, sogar auf wunderschönem Briefpapier. Es stimmt schon, dass ich mich mit dem Übergewicht ein bisschen sicherer gefühlt habe, so als würde von außen nicht alles zu mir durchdringen. Ist es ja auch nicht, wenn man es genau nimmt. So waren die Kilos jahrelang auch ein Schutz für mich. Doch ich glaube, dass ich jetzt auch ganz gut so klarkomme und mich selbst gut beschützen kann. So war der Brief dann gleichzeitig ein Dankbarkeits- und ein Abschiedsbrief an die Kilos, denn schlank klappt alles bestimmt auch sehr gut. Ich habe die Kilos viele Jahre irgendwie gebraucht, aber jetzt fühle ich mich freier und möchte mich selbst mehr lieben. Also: Alles Gute, liebe Kilos.

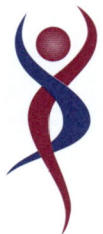

Die Lizenz zum Essen, Sattwerden und Abnehmen

Wie Sie bereits wissen, mag ich sehr, sehr gerne Pizza, Nudeln und Schokolade. Ich konnte mir nie vorstellen, eine Diät zu machen und wochen- oder monatelang auf all mein Lieblingsessen zu verzichten. Ich habe solche Diäten wirklich probiert, aber es ging einfach nicht. Stets wurde ich mürrisch und habe die Diäten dann bald immer wieder abgebrochen. Danach habe ich mich auch nicht besser gefühlt, weil ich doch eigentlich abnehmen wollte. Also habe ich mir eine neue Diät gesucht. Aber das Gleiche ging wieder von vorne los, bis ich die Diäten schließlich komplett aufgab und mich mit meinem Übergewicht anfreundete. Und gerade deshalb habe ich abgenommen! Nach zehn Jahren Übergewicht. Ist das nicht wunderbar? Und das Beste: Sie können das auch schaffen. Es gibt eigentlich nur ganz einfache Regeln, die so einfach sind, dass man doch irgendeine Schwierigkeit vermutet. Aber es gibt keine, außer sich daran zu halten.

1. Regel
Sie dürfen alles essen, was Sie mögen!
(Grandios! Das gefällt Ihnen bestimmt.)

2. Regel
Essen Sie nur, wenn Sie hungrig sind.
(Wahrscheinlich denken Sie, dass Sie das doch immer gemacht haben. Aber wie wir schon an vielen Beispielen gesehen haben, ist nicht immer Hunger der Auslöser für eine Mahlzeit, sondern vielmehr der Appetit, weil wir gerade Langeweile haben oder Trost brauchen.)

3. Regel
Hören Sie auf zu essen, wenn Sie satt sind.
(Seltsam? Oft haben Sie viel zu viel gegessen, weil Sie vielleicht abgelenkt waren, etwas gelesen oder ferngesehen haben. Hier ist es ganz wichtig, dass Sie achtsam essen. Wie das am besten geht, erfahren Sie im letzten Kapitel.)

Mehr Regeln benötigen Sie nicht, um Ihr Gewicht zu reduzieren und zu halten. Es ist wirklich so einfach, aber wir haben es fast verlernt, uns danach zu richten. Deshalb gebe ich Ihnen zehn zusätzliche Tipps, die Ihnen noch besser helfen.

Tipp 1: Hunger, Appetit und die Gefühle

Wenn Sie hungrig sind, spüren Sie zunächst nach, ob es wirklich Hunger ist oder einfach das Gefühl, sich jetzt besänftigen zu müssen.

Oft essen wir aus den verschiedensten Gründen, weil wir gerade Stress gehabt haben, traurig oder einsam sind oder weil uns langweilig ist. Da verschafft uns der Griff in den Kühlschrank ein neues Erlebnis, das die Stimmung ein bisschen aufhellt. Sie wissen bestimmt, dass bei verschiedenen Lebensmitteln wie Schokolade, aber zum Glück auch bei Bananen, der Körper Glückshormone, die Serotonine, ausschüttet, so dass wir uns besser fühlen. Milchprodukte haben eher eine beruhigende Wirkung. Spüren Sie jedoch genau nach, ob Sie mit dem Essen eher Gefühle stillen wollen. Bevor Sie zum Kühlschrank gehen, warten Sie lieber einige Minuten ab. Nehmen Sie sich Zeit für sich. Was geht gerade in Ihnen vor? Gibt es etwas, was Sie jetzt mehr als Essen bräuchten? Versuchen Sie, sich Ihre wirklichen Bedürfnisse zu erfüllen. Erst wenn Sie dann immer noch Hunger haben, essen Sie etwas. Dann ist es auch Hunger und nicht Appetit auf einen bestimmten Geschmack.

Tipp 2: Volumen essen

Solange Sie noch kein Gleichgewicht zwischen hungrig und satt gefunden haben, was ganz normal ist, wenn man etwas mehr wiegt, haben Sie bei kleinen Portionen wahrscheinlich schnell das Gefühl, nicht richtig satt zu sein. Vielleicht meinen Sie auch, dass Ihnen etwas vorenthalten wird. So tigern Sie nach kurzer Zeit schon wieder hungrig durch die Wohnung. Deshalb mein Tipp: Essen Sie etwas kleinere Portion als gewohnt, und gönnen Sie sich am besten vorher schon einen leckeren Salat oder Obst- und Gemüsestückchen, die Sie wirklich mögen – und zwar so viel Sie wollen, ohne Limit, bis Sie sich wirklich satt fühlen. Ich esse nach der Mahlzeit liebend gern noch einen Apfel oder Wassermelone. Es schmeckt einfach köstlich, und ich fühle mich dann pappsatt, nehme aber nicht zu. Immer wenn Sie so einen kleinen

Hunger verspüren, greifen Sie einfach jederzeit zu Obst und Gemüse. Es gibt auch hierbei wieder mehr oder weniger Kalorien oder einen höheren oder niedrigeren glykämischen Index. Aber ich muss gestehen, dass ich mich nie danach gerichtet habe. Wenn ich schon etwas kleinere Portionen esse, dann aber auch Obst und Gemüse, das mir schmeckt, ohne auf die Kalorien oder Sonstiges zu achten. Saftige Birnen sind einfach köstlich oder kernlose Weintrauben oder frische Erdbeeren! Das Volumen von Obst und Gemüse füllt Ihren Magen mit so wenigen Kalorien, dass Sie sich wohlgenährt fühlen, aber nur wenige Kalorien zu sich genommen haben. Wenn Sie aber eine Tafel Schokolade essen, fühlen Sie sich immer noch hungrig, obwohl Sie schon so viele Kalorien wie zum Mittagessen gegessen haben. Und das Hungergefühl bleibt deshalb, weil Schokolade nur ein geringes Volumen hat. Ihr Magen reagiert aber mit dem Signal »satt« erst bei einem größeren Volumen. Und dies schaffen Sie spielend mit süßem Obst und knackigem Gemüse. Probieren Sie es aus.

Tipp 3: Köstliches Wasser

Trinken Sie immer, wenn Sie hungrig sind, ein Glas Wasser. Auch hier füllt das Volumen schon wieder den Magen, so dass Sie sich bereits ein bisschen satt fühlen. Auch vor dem Essen sollten Sie schon ein Glas Wasser trinken. Wenn Sie Wasser nicht mögen, machen Sie sich einen leckeren Kräuter- oder Früchtetee. Am Anfang des Abnehmens hat mir eigentlich nur Fruchtschorle geschmeckt, also ein Mix aus Fruchtsaft und Wasser. Sie hat zwar noch ein paar Kalorien, aber nur Wasser war einfach nicht mein Fall. Ich habe unbedingt etwas Geschmack gebraucht. Dann habe ich aber viele verschiedene Teemischungen ausprobiert. Den Tee habe ich gerne kalt getrunken. Er schmeckt einfach super, wenn man seine Sorte erst einmal entdeckt hat. Heute trinke ich gerne Wasser. Mein Geschmack hat sich mit der Zeit zum Natürlichen hin verändert. Aber ab und zu muss es auch mal etwas anderes sein.

Tipp 4: Achtsam essen, was schmeckt

Essen Sie, was Ihnen schmeckt. Es ist doch schlimm, sich immer alles versagen zu müssen, den leckeren Apfelstrudel oder die knusprigen Pommes frites. Ich habe immer alles gegessen. Allerdings habe ich es achtsam gegessen, also sehr bewusst und in kleineren Portionen, wie bereits beschrieben.

Tipp 5: Naschen erlaubt

Essen Sie auch hier wieder bewusst und nicht, um Gefühle zu verdrängen oder sich bessere Gefühle durch Essen zu verschaffen. Naschen Sie Trockenfrüchte, möglichst in Bio-Qualität. Sie sind zuckersüß und gleichzeitig sehr gesund. Naschen Sie aber auch hier nicht ganze Tüten. Das machen Sie lieber mit frischem Obst. Vor allem Beeren tun richtig gut. Wenn es doch eher um intensivere Geschmackserlebnisse geht, essen Sie ein oder zwei Stücke dunkle Schokolade, am besten mit echter Kakaobutter. Sie stillt den Appetit auf mehr Schokolade, ist ein ganz klein wenig herb und fast schon gesund. Geben Sie in Ihren Obstsalat ein bisschen Bourbonvanille oder Zimt. Das befriedigt auch die Sehnsucht nach Süßem. Gut geeignet ist auch Zimthonig. Aber auch hier gilt wie immer: Alles lieber langsam genießen.

Tipp 5: Schlemmertag

Manchmal muss es einfach etwas mehr sein. Damit Sie sich nichts versagen müssen, planen Sie pro Woche einen Schlemmertag ein. Denn wer immer nur auf das angeblich so leckere Essen der anderen schaut, wird schnell mürrisch. Verbieten Sie sich daher nichts, und genießen Sie einmal in der Woche auch Ungesundes. Spüren Sie hinterher nach, wie Sie sich fühlen. Manchmal ist es dann doch etwas zu viel gewesen, und man fühlt sich so vollgestopft wie lange nicht mehr. Manchmal fühlt man sich aber auch irgendwie zufrieden. Finden Sie Ihre eigenen Bedürfnisse heraus. Aber belassen Sie es bei einem Schlemmertag pro Woche!

Tipp 6: Ausreichend Schlaf

Schlaf ist ganz wichtig, um schlank zu werden und schlank zu bleiben. Wenn man müde aufsteht, braucht man schon wieder Anreize, um überhaupt in Schwung zu kommen. Auch tagsüber isst man dann gerne etwas Süßes, damit schnell Energie verfügbar ist. Gönnen Sie sich stattdessen lieber eine kleine Ruhezeit. Entspannen Sie oder machen Sie, wenn es geht, ein kurzes Nickerchen. Falls dies nicht möglich ist, lassen Sie sich einige Minuten in Ihren Bürostuhl sinken, Arme, Hände und Kopf ganz locker, oder nehmen Sie die Kutscherhaltung ein: Sie sitzen auf Ihrem Stuhl. Beugen Sie sich nun so weit nach vorne, dass Sie Ihren Oberkörper bequem auf Ihre Oberschenkel legen können. Den Kopf lassen Sie sanft zwischen Ihren Beinen hängen. Die Arme lassen Sie schlapp herunterhängen. Einige Minuten reichen schon, damit Sie sich wieder frischer fühlen.

Tipp 7: Satt aufstehen

Trinken Sie gleich nach dem Aufstehen ein Glas Wasser, auch gerne lauwarm. Das bringt den ganzen Körper in Schwung.

Tipp 8: Geduld mit sich selbst

Wenn Sie abnehmen, haben Sie vor allem Mitgefühl mit sich selbst. Wie oft steht man auf der Waage, aber es tut sich gar nicht so viel, wie man wollte. Denken Sie langfristig. Haben Sie mit sich selbst Geduld. Denn sonst machen Sie sich nur wieder Stress – und essen dann aus Frust. Und sogar wenn Sie etwas über die Stränge geschlagen haben, seien Sie liebevoll mit sich. Sagen Sie nicht: »Jetzt ist es sowieso egal« – und futtern dann die ganze Tüte Chips auf. Nein, es ist nicht egal. Jeder hat mal einen schlechten Tag. Denken Sie daran, auch dann gut für sich zu sorgen und sich zu trösten. Kuscheln Sie sich ein, hören Sie schöne Musik. Dann geht es Ihnen bald wieder besser. Setzen Sie sich nicht selbst unter Druck. Und denken Sie daran: Beim Abnehmen gibt es die Belohnung nicht sofort, aber wenn Sie etwas warten können, ist die Belohnung hinterher umso schöner.

Tipp 9: Notfallplan

Stellen Sie schon rechtzeitig einen kleinen Notfallplan zusammen. Was ist, wenn es im Job mal wieder richtig stressig wird? Der altbekannte

Griff zum Schokoriegel wird schon fast wieder zur Gewohnheit. Beruhigend ist es, für solche Fälle einen Notfallplan parat zu haben. Was würde Ihnen in einer solchen Situation guttun? Wenn es Essen sein muss, dann halten Sie schon einen kleinen Vorrat an Trockenfrüchten bereit. Getrocknete Aprikosen schmecken ganz vorzüglich, zuckersüß und spenden auch noch viel Energie. Oder wie wäre es mit knusprigen Apfelringen? Oder Sie haben eine Sammlung Mutkärtchen, aus der Sie eine ziehen und sich über die positive Botschaft wie »Du schaffst das« freuen können. Vielleicht ist auch ein Gutschein versteckt für eine Massage, einen Sauna- oder einen Kinobesuch. Lassen Sie sich überraschen, was Sie ziehen werden.

Tipp 10: Individuelle Zeiten

Wenn Sie die Möglichkeit haben, dann probieren Sie doch Folgendes aus: Richten Sie sich einmal nicht nach den üblichen Essenszeiten, sondern lassen Sie sich von Ihrem individuellen Bedürfnis führen. Man muss ja nicht unbedingt mittags essen, nur weil man es so gewohnt ist, um bald schon wieder Hunger zu bekommen. Vielleicht ist Ihr natürlicher Appetit auch später am Nachmittag. Oder Sie essen vielleicht schon morgens gerne üppiger und haben dafür abends kaum Hunger. Es gibt so viele unterschiedliche Essbedürfnisse. Doch meist muss man sich durch den Beruf oder andere Verpflichtungen eher nach den üblichen Standardzeiten richten. Deshalb: Probieren Sie doch am Wochenende oder im Urlaub nur für sich aus, wie Sie essen würden. Wenn man sich nämlich auch hier wieder nach seinem Bedürfnis richten kann und darf, isst man gar nicht so viel wie sonst.

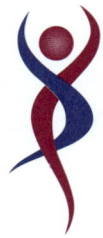

Der sanfte
Gewicht(ungs)kompass

Der Gewichtungskompass stellt Ihnen Übungen vor, die Ihnen helfen, mehr auf Ihren Körper zu achten, Selbstbewusstsein aufzubauen und Alternativen zu entwickeln, wenn Sie Appetit verspüren, aber eigentlich gefühlsmäßig doch etwas ganz anderes brauchen. Dabei zeigt der Gewichtungskompass wie ein richtiger Kompass in alle vier Richtungen. Zuerst lernen Sie, wie Sie Ihre Grenzen erweitern können. Symbolisch gesehen ist Übergewicht auch ein Zeichen für den Wunsch nach Erweiterung und Ausdehnung. Wenn man diese Botschaft wahrnimmt, kann man auch anders seine Grenzen erweitern, nämlich durch neue Sichtweisen, eigene heilige Räume oder indem man ganz einfach sein Gewicht einfach mal auf den Kopf stellt.

Der zweite Bereich ist Ihre Gewichtung im Leben. Welchen Personen oder welchen Tätigkeiten verleihen Sie in Ihrem Leben besonders viel Gewicht? Stimmt dies mit Ihnen überein oder wollen Sie kleine Änderungen vornehmen?

Der dritte Bereich zeigt Ihnen mehr Leichtigkeit für Ihren Alltag.

Der vierte Bereich schließlich kümmert sich darum, wie Sie Ihr inneres Kind gut nähren können, damit es sich geborgen und glücklich fühlt.

Sie sehen, dass der Gewichtungskompass ganz unterschiedliche Themen unter die Lupe nimmt. Suchen Sie sich nach Ihrem Geschmack die Übungen heraus, die Ihnen am meisten Spaß machen. Sie können natürlich auch alle mixen.

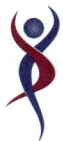

(Körper-)Grenzen erweitern

Neue Sichtdimensionen

Darum geht's:
Wenn Sie sich schon lange mit Ihren Kilos und Ihrem Gewicht beschäftigen und Sie manchmal das Gefühl haben, dass sich jetzt gar nichts mehr tut, probieren Sie folgende Übung aus.

So funktioniert's:
Verändern Sie Ihren Standort! Neue Perspektiven schaffen im wahrsten Sinne des Wortes neue Aussichten. Wann sind Sie das letzte Mal so richtig hoch hinaus gekommen? Steigen Sie auf einen hohen Turm. Ganz in Ihrer Nähe bietet sich bestimmt ein Kirchturm an, den man besichtigen kann. Der Aufstieg lässt Sie zwar schnaufen, aber auch freier werden. Oben angekommen genießen Sie den Ausblick über Ihre Stadt. Noch höher hinaus geht es in Großstädten mit eigenen Fernsehtürmen. Hier oben gibt es meistens auch sehr schöne Restaurants, so dass Sie sich fast wie in einem Flugzeug vorkommen. Die Vogelperspektive ist zunächst etwas ungewohnt. Sie lässt aber Probleme auf einmal viel kleiner wirken.

Falls Sie nicht ganz schwindelfrei sind, haben Sie auch eine andere Möglichkeit, in galaktische Entfernungen abzutauchen. Gehen Sie in ein Planetarium, und genießen Sie in einer der vielen angebotenen Vorstellungen eine Reise durch den Raum. Lassen Sie sich von den Sternennebeln berühren und zu weit entfernten Planeten mitnehmen. Sie werden bestimmt bezaubert sein und Ihren Alltag ganz anders sehen.

Aber auch umgekehrt lohnt sich eine Erfahrung. Wenn Sie in die Miniaturwelt eines Mikroskops schauen, wie in einen Wassertropfen oder einen kleinen Krümel Erde, sehen Sie eine ganz andere, fast unsichtbare Welt.

Durch den Wechsel der Perspektive erhalten Sie neue Anregungen und Ideen und können viel leichter von festgefahrenen Problemen ablassen. Und Loslassen tut Ihren Kilos ja immer gut.

Neues lernen

Darum geht's:

Damit Sie nicht zu viel an das Essen oder Abnehmen denken, bauen Sie sich parallel zu Ihrem jetzigen Alltag neue Bereiche Ihres Lebens auf, an denen Sie Freude haben. Wenn Sie bisher eher aus Langeweile oder Frust gegessen haben oder wenn Sie gerne würzige Dinge essen, hat Ihnen wahrscheinlich die nötige Lebenswürze, das Aufregende und Abenteuerliche gefehlt.

So funktioniert's:

Verlassen Sie die immer gleichen Bahnen und probieren Sie etwas ganz Neues aus, etwas, das Sie schon immer tun wollten, wofür Sie aber irgendwie ständig Ausreden hatten. Lernen Sie mal wieder etwas Neues! Bestimmt gibt es Gebiete, die Sie sehr interessieren. Wäre es nicht schön, einmal ein Instrument zu lernen? Vielleicht mögen Sie sanfte Harfenklänge, das Klavier oder auch am Schlagzeug rocken. Warum haben Sie sich bisher nie getraut? Meinen Sie, dass Sie schon zu alt sind? Oder untalentiert? Oder dass Sie gar keinen Platz für ein Instrument haben?

Vielleicht wollen Sie sich auch schon lange mit Astrologie beschäftigen, vegan kochen oder Dinge selbst reparieren? In den Kursen sind Sie gerne willkommen! Es gibt auch viele Angebote von Fernkursen, die Sie belegen können, ohne irgendwo hingehen zu müssen. Oftmals bekommen Sie sogar noch ein Abschlusszertifikat, das Sie weiter verwenden können. Vielleicht nutzen Sie Ihre neuen Kenntnisse sogar beruflich und bieten selbst Kurse an?

Heilige Räume schaffen

Darum geht's:
Etwas fülliger zu sein und ein paar Kilos mehr zu haben, kann auch bedeuten, dass man mehr Raum für sich einnehmen möchte und wahrgenommen und anerkannt werden will. Da man es sich aber nicht bewusst zugesteht, den Raum für sich zu beanspruchen, weil zum Beispiel die Familie oder der Beruf oft im Vordergrund stehen, futtert man sich aus Verzweiflung dann die Kilos an. So gewinnt man in gewisser Weise auch Raum, allerdings eher mit dem Körperumfang, was ja eigentlich nicht die ursprüngliche Absicht war.

Schaffen Sie sich einen eigenen heiligen Raum für sich! Diesen Raum dürfen nur Sie selbst betreten, oder Sie können, wenn Sie wollen, auch andere einladen. Aber Sie ganz allein bestimmen, ob und wen Sie sehen wollen. Heilige Räume können an ganz unterschiedlichen Plätzen entstehen. Es kann ein wirklicher Raum sein, der nur Ihnen ganz allein gehört, wie ein eigenes Zimmer, das Sie nach Ihren Wünschen gestalten. Statt sich einen Hauswirtschaftsraum oder selten genutzten Partyraum zu leisten – gestalten Sie sich doch lieber einen eigenen Bereich. Sie haben das Recht hierzu!

So funktioniert's:

Gestalten Sie sich einen eigenen Raum ganz nach Ihrem Geschmack. Dieser Raum sollte nur Ihnen Freude bereiten und in Ihren Farben leuchten. Wenn Sie keinen eigenen Raum zur Verfügung haben, dann gestalten Sie einen Teil eines Raumes nur für sich. Stellen Sie einen kuscheligen Sessel hinein, dekorieren Sie ihn mit einer flauschigen Decke. Hängen Sie Bilder auf, die nur Ihnen gefallen. Streichen Sie die Wände in Farben, die Sie als gemütlich empfinden. Stellen Sie Dekorationen auf, die Sie inspirieren. Es kann so kitschig, chaotisch, klar strukturiert oder einfach kuschelig wirken, wie es will – Hauptsache, Sie fühlen sich in Ihrem heiligen Raum wohl. Ziehen Sie sich immer in diesen Raum zurück, wenn Sie wieder so richtig auftanken wollen. Schauen Sie sich wunderschöne Fotos Ihrer Lieblingsgegenden an oder lassen Sie sich vom Urlaubsfeeling entführen. Lesen Sie ermutigende Texte oder hören Sie Musik, die Sie anspricht und entspannt und in gute Laune versetzt. Nehmen Sie sich Zeit, Ihren heiligen Raum zu gestalten. Nach und nach können Sie ihn immer behaglicher ausstatten.

Mehr Umfang für sich erobern

Darum geht's:

Nachdem Sie Ihren heiligen Raum eingerichtet haben, wenden Sie sich nun noch einmal ganz sich selbst zu. Oft traut man sich gar nicht, den Platz einzunehmen, der einem eigentlich zusteht. Wie oft sitzen wir mit übereinandergeschlagenen Beinen am Rande eines Stuhls, vielleicht auch noch mit verschränkten Armen, anstatt den Platz wirklich für uns einzunehmen. Ihr Übergewicht ist ein hervorragender Wegweiser, der Ihnen zeigt, dass Sie mehr »Hallo, hier bin ich« sagen können. Durch Ihr Übergewicht werden Sie sogar mehr wahrgenommen. Aber das wollen Sie in diesem Fall wahrscheinlich gar nicht. Deshalb zeigen Ihnen Ihre Kilos, dass Sie sich selbst mehr mit Ihren Talenten, Fähigkeiten und auch Ihrer Präsenz ausdehnen können.

So funktioniert's:
Kümmern Sie sich um sich. Sorgen Sie gut dafür, dass Sie jeden Tag ein Talent oder eine Fähigkeit, die Sie besitzen, ausleben können. Wenn Sie gerne malen, reservieren Sie sich auch im Trubel jeden Tag eine halbe Stunde dafür. Auch wenn Sie fast ein schlechtes Gewissen haben, weil so viel liegen bleibt. Aber Sie dürfen nicht auf der Strecke bleiben. Je mehr Sie sich mit Ihren Wünschen, Fähigkeiten und Begabungen beschäftigen, auch wenn diese gar nichts Außergewöhnliches sind, umso zufriedener werden Sie, da Sie viel, viel neue Kraft schöpfen. Machen Sie nur das, bei dem Sie auch wirklich ganz dabei sind. Ob das für andere nachvollziehbar ist, sollte in der halben Stunde keine Rolle spielen.

Stellen Sie Ihr Gewicht auf den Kopf

Darum geht's:
Meistens stellt man sich die Frage, wie man endlich schlanker werden kann. Machen Sie es doch einfach mal andersherum. Was würden Sie jemandem raten, der unbedingt zunehmen will?

So funktioniert's.
Wenn man das Problem auf den Kopf stellt, fallen einem oft viel bessere Lösungen ein. Was könnten Sie also tun, um sich so richtig zu stressen? Wie würden Sie wohl besonders viel zunehmen?

Einige Möglichkeiten sind:

- Sich vor allem viel Druck machen.
- Es allen anderen recht machen.
- Sich selbst oft kritisieren.
- Aus Stressgefühlen essen.
- Möglichst viele Süßigkeiten und Knabbergebäck futtern.
- Beim Fernsehen die ganze Packung aufessen, ohne es überhaupt gemerkt zu haben.
- An sich selbst immer wieder zweifeln.
- Sich fragen, ob man überhaupt jemals abnimmt.
- Möglichst immer unter Zeitdruck sein.
- Sich nie Ruhe gönnen.

Bestimmt können Sie diese Liste noch um viele Punkte erweitern. Der Trick bei dieser Übung ist, dass einem manchmal eher mehr Sachen einfallen, die nicht funktionieren, als Dinge, die einem guttun würden. Wenn Sie nun einfach das Gegenteil Ihrer Liste befolgen, sind Sie auf dem genau richtigen Weg.

Abwiegen und abwägen

Darum geht's:

Natürlich möchte man gerne schlanker sein, das ist klar. Aber andererseits will man auch, dass alles bleibt, wie es ist. Veränderungen machen ja manchmal auch ein bisschen Angst. Um sich selbst ein bisschen auf die Schliche zu kommen, probieren Sie doch einmal Folgendes aus:

So funktioniert's:

Sie benötigen zwei Schälchen und ein paar schöne Glassteine. Sie können aber auch Nüsse, Murmeln oder anderes in der Größe nehmen. Die beiden Schälchen stellen Sie einander gegenüber. Eines symbolisiert Ihren Wunsch, schlank zu sein, und was Sie dafür tun können. Das andere symbolisiert Ihren jetzigen Zustand, der Ihnen vertraut ist. Legen Sie nun für jedes Argument, das Sie haben, einen Glasstein in das eine oder andere Schälchen. Beispiel: Ich möchte abnehmen und dabei besser für mich sorgen. Der Glasstein wandert in das Abnehmschälchen. Oder: Ich habe Angst, mich irgendwie einschränken zu müssen. Der Glasstein wandert ist das Ist-Gewicht-Schälchen. Sprechen Sie alles an, was Ihnen in den Sinn kommt, und verteilen Sie die Glassteine entsprechend. Am Schluss nehmen Sie beide Schälchen jeweils in eine Hand und lassen das Gewicht auf sich wirken wie auf einer Wippe. Auf welcher Seite ist es schwerer? Sind Sie damit zufrieden? Oder möchten Sie noch zusätzliche Argumente und damit Glassteine hinzufügen, damit das Gewicht noch eindeutiger ausfällt? Durch diese Übung bekommen Sie mehr Sicherheit in Ihrer Entscheidung.

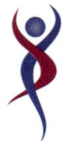

Ihre Gewichtung im Leben

Weniger geben ist mehr

Darum geht's:
Übergewicht bietet oftmals auch Schutz. Die vielen Kilos sind dabei auch ein Schutzpolster vor zu vielen Anforderungen oder Stress. So kann vieles besser an einem abprallen – meint man zumindest. Ob Ihre Kilos Sie auch beschützen sollen, können Sie ganz leicht nachprüfen: Wenn Sie in stressigen Situationen mehr essen oder sich erst mal mit Essen etwas beruhigen wollen, egal ob es Schokolade, Kekse, Käse oder etwas anderes ist, dann bilden Ihre Kilos einen Schutzwall um Sie herum, um Sie abzupuffern und alles von außen etwas zu dämpfen. Dies ist eigentlich eine sinnvolle Strategie, aber es gibt noch bessere Möglichkeiten, sich zu schützen. Wie im vorigen Kapitel beschrieben, lernen Sie auf jeden Fall, Grenzen zu ziehen und Nein zu sagen. Nehmen Sie nicht nur körperlich, sondern in Ihrem Leben wieder mehr Raum ein. Sie können sich auch einen anderen Schutz verschaffen, als zu essen. Wie das geht, erfahren Sie jetzt.

So funktioniert's:
Sie benötigen viel Geborgenheit, um Ihre Fühler langsam wieder auszustrecken. Aber wo soll man sich bedingungslos fallen lassen, wenn immer wieder neue Forderungen im Beruf, vom Partner oder der Familie an einen herangetragen werden und man gar nicht weiß, wie man alles erfüllen soll? Es stellt sich zunächst allerdings die

Frage, ob man überhaupt all diese Forderungen erfüllen muss. Sie müssen nicht alles perfekt machen. Sie wollen gerne die Anerkennung der anderen haben, aber dafür verausgaben Sie sich viel zu viel. Der erste Schritt ist, dass Sie einmal in Ihrer Vorstellung zurücktreten und überlegen, was wohl passieren würde, wenn Sie nicht immer alles perfekt machen oder perfekt machen wollen. Was würde dann wohl schlimmstenfalls passieren? Würden sich alle anderen wirklich sofort von Ihnen abwenden? Wohl kaum. Vielleicht würden die anderen noch nicht einmal merken, dass Sie sich nicht eine Stunde Gedanken um deren Wohlergehen gemacht haben, sondern nur zehn Minuten – und den Rest einfach entspannt haben. Im vorigen Kapitel haben Sie schon das Pareto-Prinzip kennengelernt. Das besagt, dass wir mit 20 Prozent Aufwand bereits schon 80 Prozent eines guten Ergebnisses erreichen. Wir müssen aber 80 Prozent aufwenden, um die letzten 20 Prozent zu optimieren, die wahrscheinlich gar keinem auffallen. Wenn Sie also ein tolles Essen für Ihre Freunde planen, haben Sie in 20 Prozent der Zeit schon eine Vorstellung, was Sie kochen wollen und einkaufen müssen. Auch das Zubereiten geht einigermaßen schnell, so dass es gar keinen Stress gibt. Nun fangen Sie aber an zu grübeln, ob das Essen auch wirklich jedem schmeckt, ob Sie nicht lieber ganz vegan kochen sollten. Sie wälzen verschiedene Rezeptbücher und überlegen, wo Sie wohl die fehlenden Zutaten herkommen sollen. Muss nicht auch die Tischdeko noch optimiert werden? Und wer soll neben wem sitzen? Jetzt geraten Sie allmählich schon ins Schwitzen und greifen so ganz nebenbei nach etwas Essbarem, um sich wieder ein bisschen runterzubringen. Aber hat der Stress am Ende den Abend wirklich so viel verbessert? Sehr wahrscheinlich hätten Ihre 20 Prozent, Ihre ersten Ideen, doch auch für einen schönen Abend gereicht. Und Sie hätten sich sogar noch darauf gefreut. Und nicht schon vorher so viel futtern müssen. Merken Sie? Wenn Sie Ihre Perfektion ein bisschen loslassen, entspannen Sie sich schon ganz automatisch.

Rundumschutz bauen

Darum geht's:
Wenn Sie sich nach Schutz sehnen, probieren Sie aus, sich diesen einmal selbst zu geben, ohne dass das Essen als Polster dienen muss. Sie können sich jederzeit selbst vor zu vielen Einflüssen schützen, konkret oder auch symbolisch.

So funktioniert's:
Besorgen Sie sich Modelliermasse. Diese kann auch Ton sein. Es reicht aber auch eine lufttrocknende Modelliermasse oder Knete aus. Formen Sie sich als Person selbst, so wie Sie sich fühlen. Das muss keine Ähnlichkeit mit Ihrem Äußeren haben, sondern nur Ihr gegenwärtiges Gefühl darstellen. Vielleicht formen Sie eine Kegelfigur, die fest steht, oder auch eine Figur, die lieber eingerollt ist. Sie können die Figur so konkret oder abstrakt gestalten, wie Sie wollen. Als nächsten Schritt formen Sie nun einen großen Schutzschild um Ihre Figur herum. Sie können auch hier wieder entscheiden, ob der Schutzschild vor Ihrer Figur aufgestellt ist oder eher wie eine Schutzhütte Ihre ganze Figur beschützt. Ist Ihr Schutzschild eher hoch über Ihrer Figur oder schließt der Schutz Sie ganz nah ein? Sieht man Ihre Figur noch oder braucht sie einen kompletten Rundumschutz? Gestalten Sie Ihr Schutzschild ganz nach Ihren Bedürfnissen. Es gibt kein Richtig oder Falsch. Es gibt nur Ihr Gefühl, das Sie immer richtig leitet. Lassen Sie sich Zeit dafür. Wenn Sie fertig sind, stellen Sie Ihr Schutzschild mit Ihrer Figur an einen Platz in Ihrem heiligen Raum, so dass Sie Ihr Schutzschild öfter am Tag im Blick haben können. Erinnern Sie sich daran, dass Sie selbst diesen Schutz geschaffen haben und er bleiben darf, solange Sie wollen und ihn brauchen.

Die Krafttorte

Darum geht's:

Wir setzen jeden Tag unterschiedliche Prioritäten. Wie viel Zeit müssen wir mit bestimmten Tätigkeiten verbringen, wie zum Beispiel dem Job, Hausputz oder Einkaufen? Und wie viel Zeit möchten wir mit bestimmten Tätigkeiten verbringen, wie zum Beispiel Spielzeit mit den Kindern, Zeit zum Lesen oder ein Kinobesuch mit dem Partner? Je mehr Zeit Sie mit Tätigkeiten verbringen, die Ihnen Kraft geben, desto besser und emotional satter werden Sie sich fühlen. An manchen Tagen merken wir es aber kaum, wenn nur noch ein Rest für uns selbst übrig bleibt und der ganze Tag mit irgendwelchen anderen kräftezehrenden Dingen ausgefüllt war. Damit Sie sich einen guten Überblick verschaffen können, wie viel Zeit und Raum für Ihre Kraftspender vorhanden ist, sehen Sie auf Ihrer persönlichen Krafttorte nach.

So funktioniert's:

Vielleicht haben Sie sich jetzt schon auf ein leckeres Stück Torte gefreut. Aber diese Krafttorte hat ganz andere Vorzüge. Es handelt sich nämlich um ein Tortendiagramm. Zeichnen Sie auf ein großes Blatt, am besten DIN A3, einen Kreis, der das Blatt fast ausfüllt. Dies ist Ihr Tag, ein ganz normaler Durchschnittstag. Überlegen Sie nun, wie viel Zeit Sie täglich für Ihre Arbeit benötigen, Ihren Haushalt, Zeit mit der Familie, für Hobbys, für das Fernsehen und für alles, was an einem normalen Tag so anfällt. Entscheiden Sie nun nach Ihrem Gefühl, wie viel Raum die jeweiligen Tätigkeiten in Ihrem Kreis einnehmen. Unterteilen Sie dafür den Kreis in verschiedene Tortenstücke. Es geht hier vor allem um Ihre gefühlte Zeit, nicht um exakte Stunden. Wie viel gefühlte Zeit verbringen Sie zum Beispiel mit dem Fernsehen? Zeichnen Sie dann ein entsprechend großes Tortenstück. Wie viel Zeit verbringen Sie im Job? Zeichnen Sie wieder ein entsprechend großes Tortenstück. Zeichnen Sie so viele Stücke, wie Ihnen Tätigkeiten am Tag bewusst sind. Manche Tortenstücke werden sehr groß ausfallen, manche wiederum sehr klein. Jetzt wählen Sie zwei Buntstifte, einen in Ihrer Lieblingsfarbe, zum Beispiel Grün, und einen in einer Farbe, die Sie nicht so mögen, zum Beispiel Rot. Nun malen Sie alle Tortenstücke in Ihrer Lieblingsfarbe, in dem Fall Grün, an, die Ihnen im Laufe des Tages Kraft geben. Alle Tortenstücke, die Ihnen eher Kraft nehmen, zeichnen Sie in Rot. Sind manche Tortenstücke neutral, wählen Sie eine dritte Farbe. Nachdem Sie den ganzen Kreis angemalt haben, schauen Sie sich Ihre Torte an. Wie sind die Farben verteilt? Gibt es viele Kraftfarben oder dominiert bei Ihrer Torte eher die kräftezehrende Farbe? Am besten wäre es natürlich, wenn die Kraftfarben überwiegen würden, denn dann haben Sie jeden Tag ein gutes Gefühl. Überwiegen eher die kraftzehrenden Farben? Überlegen Sie, ob bestimmte Tortenstücke nicht verkleinert werden können, damit im Alltag wieder mehr Zeit für Ihre Kraftspender bleibt. Verändern Sie die Tortenstücke so lange, bis Sie eine gute Balance spüren. Entscheiden Sie nun selbst oder setzen Sie sich mit Ihrer Familie zusammen, wie die neuen Tortenstücke im Alltag umgesetzt werden können. Es wird sich danach schon sehr viel leichter anfühlen.

Helligkeit spüren

Darum geht's:

Dies ist eine ganz kleine Übung mit wohltuender Wirkung. Es geht um die Gewichtung Ihrer Unsicherheit und Geborgenheit.

So funktioniert's:

Die Übung eignet sich besonders für abends, wenn es schon dunkel ist. Sie erfordert auch ein bisschen Mut, denn Sie sollen sich in einen dunklen Raum setzen. Stellen Sie vorher einen bequemen Stuhl hinein oder nehmen Sie ein weiches Sitzkissen. Vor sich stellen Sie eine große Kerze und legen auch Streichhölzer parat. Nun schließen Sie die Tür und setzen sich in den dunklen Raum. Nehmen Sie die Dunkelheit wahr. Wie fühlt sie sich an? Etwas mulmig wird einem vielleicht, warum eigentlich? Weil man sich ungeschützt fühlt? Alles nicht mehr so richtig einordnen kann? Halten Sie ein paar Minuten die Unsicherheit aus. Sehen Sie sie als Symbol für eine Unsicherheit, die auch im Leben gelegentlich auftaucht. Hängen Sie Ihren Gedanken nach. Lassen Sie sie kommen und gehen. Wenn Sie immer stärker das Bedürfnis nach Geborgenheit haben, zünden Sie in der Dunkelheit die Kerze an. Merken Sie, wie sich der ganze Raum plötzlich verändert? Wie alles wieder wärmer und vertrauter wird? Schon ein bisschen gemütlich. Im Lichtschein könnten Sie wahrscheinlich noch ein bisschen länger sitzen. Nehmen Sie auch diese Geborgenheit wahr. Und denken Sie daran, dass Sie sich selbst diese Geborgenheit gerade geschenkt haben, indem Sie das Licht angezündet haben. Aus Unsicherheit ist Geborgenheit entstanden, die Sie sich selbst geben. Dies ist ein wundervolles Symbol für Ihr Leben. Immer wenn Sie unsicher sind und vielleicht wieder gerne zum Essen greifen würden, wissen Sie jetzt, dass Sie sich selbst Geborgenheit schenken können. Überlegen Sie sich noch weitere Rituale, die symbolisch für Sie ganz persönlich Geborgenheit vermitteln.

Abnehmen nach eigenem Maß

Darum geht's:
Manchmal ist es gut, wenn man einen Überblick hat, wohin man will. Gerade wenn man anfängt abzunehmen, braucht man ein bisschen

Struktur, die aber auch nicht einengen soll. Deshalb können Sie auf einer Zeitleiste eigene Abschnitte bestimmen. Wo standen Sie vor einer Woche? Wo vor einem Tag? Wie geht es Ihnen jetzt?

So funktioniert's:
Gestalten Sie eine Zeitleiste von mindestens zwei Monaten. Sie brauchen einen langen Papierstreifen, den Sie auch aus mehreren Stücken aneinanderkleben können. Der Streifen für jede Woche sollte ungefähr sieben Zentimeter lang sein. Noch übersichtlicher wird es, wenn die Streifen unterschiedliche Farben haben. Unterteilen Sie jeden Streifen in Zentimeterabschnitte, für jeden Tag sehen Sie einen Zentimeter. Diese Abschnitte markieren Sie mit einem farbigen Strich, damit sie auch immer wissen, wo Sie sich gerade auf Ihrer Zeitleiste befinden. Nun rollen Sie den gesamten Streifen auf dem Boden aus. Sie stehen am Anfang. Malen Sie für diesen ersten Tag Ihres Abnehmabenteuers ein kleines Symbol in das erste Feld, wie Sie sich gerade fühlen. Schauen Sie den Streifen entlang. Gibt es intuitiv einen Abschnitt, von dem Sie sagen: Hier möchte ich mich schon viel leichter fühlen? Zeichnen Sie dann dort eine Feder oder ein anderes Symbol hinein. Suchen Sie sich weitere Abschnitte aus, die Ihnen zeigen, wie Sie sich in den nächsten zwei Monaten fühlen wollen. Vielleicht viel stärker, selbstbewusster oder einfach nur gut? Markieren Sie auch hier wieder intuitiv diese Abschnitte. Prima! Nun legen Sie den Streifen ein paar Tage beiseite und holen ihn erst später, ganz nach Ihrem Gefühl wieder hervor. Wie viele Tage sind vergangen? Wo stehen Sie jetzt? Schauen Sie immer mal wieder mit einem guten Gefühl auf Ihre Zeitleiste. Mit jedem Schritt schaffen Sie alles immer müheloser.

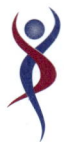

Mehr Leichtigkeit im Alltag

Die Liste der Leichtigkeit

Darum geht's:
Nicht nur Essen macht uns satt und zufrieden, sondern auch gute und behagliche Gefühle sättigen und schenken mehr Leichtigkeit.

So funktioniert's:
Spüren Sie bei sich nach, was Ihnen alles ein gutes Gefühl der emotionalen Sättigung gibt. Hören Sie manchmal eine Melodie, die Sie auf einmal ganz sanft entspannen lässt oder beschwingt? Gibt es Blumen, bei deren wunderschönen Blüten Sie sich richtig freuen können? Welche Farben schenken Ihnen einen Energiekick? Und welche beruhigen Sie?

Machen Sie eine »Liste der Leichtigkeit«, auf der Sie alle Punkte notieren, die für Sie mit Gefühlen der Leichtigkeit und der Freude verbunden sind. Einige Anregungen finden Sie hier. Mehr Leichtigkeit bringen können:

- Bewegungen (einfach die Arme locker schwingen, ein bisschen hüpfen, alles locker lassen)
- Begegnungen mit anderen (wenn sie Ihnen guttun und Sie sich akzeptiert fühlen)
- Körperberührung (eine angenehme Massage oder ein wohliges Bad)

- Farben (die Sie anziehen oder mit denen Sie sich umgeben)
- Gerüche (Zimt, Orange oder Vanille entspannt wunderbar)
- Musik (je nachdem, ob Sie erheitert oder beruhigt werden wollen)
- Bücher (Lieblingsbücher sind manchmal wie Freunde)
- Filme (wenn sie sich erkannt fühlen)
- Pflanzen (die Sie wunderschön finden)
- Tiere (mit denen Sie herumtoben oder die Sie sanft streicheln können)

Sie sehen, dass Ihre Liste sehr lang werden kann, wenn Sie das wollen. Es gibt so viele Möglichkeiten, mehr Leichtigkeit zu erfahren und sich dabei sehr satt und gestärkt zu fühlen – ganz ohne Essen.

Wie sieht Ihre leichte Zukunft aus?

Darum geht's:

Dies ist eine kleine Fantasiereise, die Sie ermuntern soll, sich Ihre Zukunft leicht und froh vorzustellen. Sie benötigen dafür nur ein bisschen Ruhe und einen angenehmen Platz.

So funktioniert's:

Nehmen Sie sich Zeit für sich. Legen oder setzen Sie sich hin. Atmen Sie tief ein und aus und entspannen Sie sich. Schließen Sie nun Ihre Augen. Sie fühlen sich leicht und beschwingt wie schon lange nicht mehr. Alles ist viel angenehmer geworden. Vor sich sehen Sie eine Tür. Wie sieht sie aus? Neugierig öffnen Sie nun die Tür und dürfen einen Blick in Ihre leichte Zukunft werfen. Wie sehen Sie aus? Und wie sieht Ihre wundervolle Zukunft aus? Sie betreten einen neuen Raum. Wie sieht er aus? Welche Einrichtung hat er? Schauen Sie sich auch die Farben an. Wie wirken diese neuen Farben auf Sie? Sie hören sehr angenehme Musik. Sie genießen die Musik und lassen sich ein bisschen von ihr tragen. Vielleicht tanzen Sie auch. Das klappt sehr gut, auch wenn Sie schon länger nicht mehr getanzt haben. Es ist ein wunderschönes Gefühl. Ein sehr sympathischer Mensch nimmt Sie nun an der Hand und tritt mit Ihnen vor ein großes Fenster, das bis auf den Boden reicht. Sie haben einen herrlichen Ausblick. »Auch hier ist deine leichte Zukunft«, hören Sie die sanfte Stimme neben sich. Sie sehen gemeinsam aus dem Fenster. Was entdecken Sie? Erfreuen Sie sich an der tollen Aussicht. Kommen Sie dann langsam wieder zurück. Blinzeln Sie ein bisschen, strecken Sie sich und öffnen Sie dann wieder Ihre Augen. Hat Sie der Blick in Ihre leichte Zukunft bereichert?

Kreativ abnehmen

Darum geht's:

Finden Sie neue Lösungen. Sie haben ein großes Potenzial für kreative eigene Lösungen – auch für Ihr eigenes Abnehmen. Seien Sie erstaunt über sich, auf welche tollen Ideen Sie kommen.

So funktioniert's:

Falten Sie ein DIN-A4-Blatt einmal längs und einmal quer. Jetzt haben Sie vier Felder, wenn Sie es wieder öffnen. Nun falten Sie die Hälften nochmals bis zur Mittellinie, so dass Sie beim Öffnen nun acht Felder haben. Jedes Feld ist ein Lösungsfeld. Stellen Sie nun eine Frage beziehungsweise stellen Sie sich ein Problem vor, vielleicht: Wie kann ich ganz leicht abnehmen?

Malen Sie nun in jedes Feld einfach drauflos, was Ihnen gerade dazu einfällt. Denken Sie dabei nicht weiter nach. Vielleicht fallen Ihnen zur Frage »Wie kann ich ganz leicht abnehmen?« folgende Bilder ein, die Sie malen:

1. Eine Wolke, auf der Sie schweben
2. Eine Schale voller tropischer Früchte
3. Ein Parfum mit der Aufschrift »Duft der Leichtigkeit«
4. Ein Bewegungskünstler
5. Vollgestopfte Kartons, die Sie leicht und mühelos verschenken
6. ...
7. ...
8. ...

Malen oder schreiben Sie in die acht Felder, was Ihnen gerade in den Sinn kommt. Auch wenn man es auf den ersten Blick nicht umsetzen kann oder wenn es Ihnen irgendwie seltsam erscheint. Die ersten Einfälle sind oft besonders schön. Schalten Sie den Zensor einfach aus und kritzeln Sie drauflos. Erst wenn Sie das Blatt wirklich bemalt oder beschriftet haben, können Sie sich zurücklehnen und sich inspirieren lassen, wie Sie die eine oder andere Idee in Ihrem Alltag umsetzen.

Gute und leichte Gedanken finden

Darum geht's:
Manches würde uns leichter fallen, wenn man nicht so oft negative Glaubenssätze verinnerlicht hätte. Wie oft kritisiert man sich

– für sein Aussehen, sein Gewicht oder die eigene Leistung. Dabei spielt es für Ihre Selbstliebe doch keine Rolle, was die Waage anzeigt. Egal welche Bedingungen Sie vorfinden: Sie sind liebenswert und können sich selbst schätzen. Lassen Sie nicht die äußeren Umstände über Ihren Wert entscheiden.

So funktioniert's:
Sie können sich akzeptieren, ohne sich zu verurteilen. Denn es gilt:

- Obwohl Sie übergewichtig sind, können Sie sich selbst annehmen.
- Obwohl Sie übergewichtig sind, können Sie sich selbst lieben.
- Obwohl Sie übergewichtig sind, sind Sie strahlend schön.
- Obwohl Sie übergewichtig sind, fällt Ihnen vieles leicht.

Schreiben Sie an dieser Stelle mindestens fünf eigene Sätze auf:

Obwohl _____

Obwohl _____

Obwohl _____

Obwohl _____

Obwohl _____

Lesen Sie sich nun die folgenden guten Gedanken durch. Wiederholen Sie einige davon, die Sie besonders ansprechen, mit geschlossenen Augen. Stellen Sie sich diese Sätze in herrlich bunten Farben vor.

Ich denke gut über mich, und das ist gut.

Ich gebe mir die Erlaubnis, mich immer mehr zu akzeptieren – so wie ich bin.

Ich erwarte von anderen, dass sie mich mögen und akzeptieren, doch wenn sie das nicht tun, ist es auch in Ordnung.

Ich bin mir immer mehr meiner Stärken bewusst.

Ich mag mich, ohne mich mit anderen zu vergleichen.

Ich darf sein, wie ich bin.

Meine Wünsche und Ziele sind wichtig.

Sinnlichkeit und Sinn

Darum geht's:
Mit allen Sinnen zu leben, macht vieles leichter. Wir werden uns unserer Umgebung und uns selbst wieder bewusster und vertiefen ganz nebenbei unsere Wahrnehmung. Und je besser man sich selbst spürt, desto leichter fällt auch das Abnehmen.

So funktioniert's:
Sie benötigen fünf DIN-A4-Blätter. Unterteilen Sie jedes Blatt in fünf Felder. Sie müssen nicht exakt gleich groß sein. Die Felder können gerade oder geschwungen sein, ganz wie Sie mögen. In die Mitte malen Sie noch einen Kreis. Jedem der fünf Felder ordnen Sie nun

einen Sinn zu: Sehen, Hören, Riechen, Schmecken, Tasten. Das Feld in der Mitte ist Ihr sechster Sinn, mit dem Sie etwas ganz anderes wahrnehmen, was Ihre äußeren Sinne Ihnen nicht darstellen.

Nun begeben Sie sich nacheinander an fünf unterschiedliche Orte, die Ihnen gut oder weniger gut gefallen, wie zum Beispiel ein Park, die Innenstadt, ein Geschäft, eine Blumenwiese oder Ihr Zuhause. Notieren Sie nun an jedem der Orte, was Sie jeweils sehen, hören, riechen, anfassen können und vielleicht sogar schmecken. Manchmal hat man auch nur so einen bestimmten Geschmack im Mund an bestimmten Orten, obwohl man gar nichts gegessen hat. Schreiben Sie alles in die vorhergesehenen Felder. Zum Abschluss fragen Sie immer Ihren sechsten Sinn. Gibt es etwas, was Sie zwar nicht greifen können, aber dennoch spüren? Das kann auch eine Stimmung oder ein Gefühl sein. Notieren Sie dies im Kreis. Vergleichen Sie anschließend Ihre fünf Blätter. Wie hat es sich jeweils an den Orten angefühlt? Welche Erkenntnisse haben Sie gewonnen?

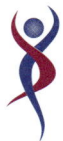

Das innere Kind nähren

Kulinarische Zeitmaschine

Darum geht's:
Können Sie sich noch an Ihr Lieblingsessen aus Ihrer Kindheit erinnern? Wissen Sie noch, wann und wie oft es dieses Essen gab? Manchmal verbinden wir mit einem besonderen Geschmack nicht nur schöne Erinnerungen, sondern auch besonders positive Gefühle. Haben Sie auch etwas Süßes als Trost bekommen, wenn Sie traurig waren? Ein paar Bonbons oder einen Riegel Schokolade? Oder hat Ihre Oma Ihnen einen schönen warmen Vanillepudding gekocht? Ein herrliches Gefühl! Essen ist ja durchaus auch etwas Stärkendes, Nährendes und manchmal auch wärmend Tröstendes. Aber haben Sie schon einmal erlebt, dass jemand gesagt hat: »Zum Trost bekommst du jetzt eine leckere Banane oder einen knackigen Salat?« Irgendwie komisch. Trost verbinden wir also eher mit etwas Süßem. Das hat auch ganz natürliche biologische Ursachen. Als Baby war Essen immer mit Gehaltenwerden verbunden, die warme Nähe zur Mutter, die süße Milch oder der leckere süße Brei. Süß, essen und Nähe haben sich bei uns gut eingeprägt. So ist es auch kein Wunder, wenn wir sogar heute im Erwachsenenalter Essen noch mit Nähe, Geborgenheit, Schutz und Liebe gleichsetzen. Aber eigentlich ist Essen einfach Essen. Nur die Verbindung bringt uns die guten Gefühle. Deshalb sind Gurkenscheiben kein besonderer Trost. Und Sie würden sich auch beim Radieschenknabbern nicht sehr geborgen

fühlen. Sie haben jetzt zwei Optionen. Einerseits können Sie Essen von Liebe trennen, weil in Wirklichkeit Essen nichts mit Liebe zu tun hat. Man kann zwar mit viel Liebe kochen, aber das Essen an sich erfüllt den Liebeszweck nicht. Andererseits können Sie sich aber die guten Gefühle Ihrer Kindheit ruhig gönnen, wenn Ihnen danach ist. Machen Sie es dann aber bewusst!

So funktioniert's:
Stellen Sie eine kleine Speisekarte mit denjenigen Gerichten zusammen, die Sie als Kind immer besonders gerne gegessen haben. Sie können diese Karte auch wunderschön gestalten. Gönnen Sie sich jede Woche nur ein Gericht, das Sie in Erinnerung an Ihre Kindheit für sich selbst kochen. Das kann etwas umfangreicher sein, es kann aber auch nur eine Kleinigkeit sein. Zelebrieren Sie dieses Essen ganz besonders, und spüren Sie noch einmal gut nach. Welche Gefühle verbinden Sie mit diesem Essen? Wann haben Sie es meistens gegessen und mit wem? Gibt Ihnen dieses Essen diese Gefühle auch heute noch? Gibt es einen Wunsch, den Sie mit diesem Essen verbinden? Die kleine kulinarische Zeitmaschine zeigt Ihnen wieder viele neue Erkenntnisse über das Essen.

Gefühle waschen

Darum geht's:
Was tun Sie, wenn Ihnen mal wieder alles zu viel wird, Sie sich richtig geärgert haben und nicht wissen, wohin mit Ihrer Wut? Jetzt etwas Salziges knabbern? Lieber nicht. Deshalb ein lustiger Tipp, wie Sie Ihre Gefühle waschen und reinigen können – und das zur Freude Ihres inneren Kindes.

So funktioniert's:

Sie brauchen lediglich Ihre Waschmaschine und schmutzige Wäsche. Öffnen Sie die leere Waschmaschine und sagen, rufen oder schreien Sie alles in die Maschine hinein, was Sie belastet. Benutzen Sie auch Schimpfwörter, die Sie sonst niemandem sagen würden. Stellen Sie sich vor, wie sich die ganze Waschmaschine immer mehr mit Ihren Schimpfwörtern und Ihrer Wut füllt. Befüllen Sie die Maschine so lange mit Schimpfwörtern, bis Ihnen kein Wort mehr einfällt oder Ihre Wut wenigstens ein bisschen nachlässt. Sie können auch einen Wutlappen in die Maschine legen, der Ihre Wut symbolisiert. Befüllen Sie nun die Waschmaschine mit Ihrer normalen Wäsche und starten Sie den Waschgang. Schauen Sie ein paar Minuten zu, wie Ihr Wutlappen gewaschen wird und auch Ihre Schimpfwörter und Ihre ganze Wut symbolisch immer mehr gereinigt werden. Ihre ganze Wut wird gewaschen, gespült, geschleudert und abgepumpt, bis sie entschwunden ist. Auch der Wutlappen ist wieder wie neu.

Alternativ können Sie den Wutlappen auch ins Waschbecken legen und ihn richtig kräftig durchwaschen. So erleben Sie auch das befreiende Gefühl des Wutwaschens. Und lustig ist es auch noch, denn hinterher muss man meistens schmunzeln und ist froh, stattdessen nicht zum Essen gegriffen zu haben.

Nein-danke-Murmel

Darum geht's:

Manchmal braucht man am Tag einfach ein bisschen Mut, wenn man an einer Bäckerei vorbeikommt und die leckeren Teilchen, duftenden Brötchen und Kuchen einen anlachen. Denn vorbeizugehen und nicht eben mal nur einen kleinen Schoko-Donut zu kaufen, fällt schon schwer, auch wenn der letztlich so viele Kalorien wie eine Zwischenmahlzeit hat, aber dabei durch seine minderwertigen Kohlenhydrate leider so gar nicht satt macht. Bei solchen Gelegenheiten brauchen Sie die Nein-danke-Murmel.

So funktioniert's:

Wenn Sie unterwegs sind, legen Sie die Nein-danke-Murmel in Ihre Jackentasche. Sie kann einfach eine wunderschöne Glas- oder Holzmurmel sein, die sich in Ihrer Hand gut anfühlt. Allerdings ist sie nun keine normale Murmel mehr, sondern eine Nein-danke-Murmel. Sie hilft Ihnen nämlich immer beim Verzicht auf ungesunde Lebensmittel, die zwar gut aussehen und schmecken, aber eigentlich kaum Nährstoffe besitzen und eher dick machen. Gehen Sie an einem Stand mit würzigen Pommes frites vorbei und bekommen Appetit? Kein Problem mit der Nein-danke-Murmel. Reiben Sie sie zwischen Ihren Fingern und rollen Sie sie in Ihrer Hand. Sie erinnert Sie daran, solchen Genüssen einmal nicht nachzugeben. Und schon geht es wieder besser. Mit neuem Schwung und auch ein bisschen Stolz gehen Sie weiter. Probieren Sie es aus.

Lob-Einladung

Darum geht's:

Auch kleine Erfolge brauchen Lob. Sie haben schon ein bisschen abgenommen und fühlen sich besser, aber Ihnen fehlt noch die richtige Unterstützung? Oder Sie fangen gerade an und möchten erstmals so aufgebaut und so angenommen werden, wie Sie gerade sind? Aber niemand ist da, der Ihnen Mut macht oder etwas Nettes sagt? Dann ist die folgende Übung genau richtig.

So funktioniert's:

Stellen Sie sich vor, dass Sie drei Menschen einladen können, die Ihnen sehr viel bedeuten. Es können Menschen sein, die Sie nicht persönlich kennen, die Ihnen aber ein Vorbild sind oder die Sie sehr gerne mögen – vielleicht spirituelle Meister, liebevolle Freunde, berühmte Persönlichkeiten, die Sie gut finden. Sie können sich auch imaginäre Menschen vorstellen: jemand, der Sie bedingungslos liebt und versteht.

Diese drei Personen sitzen nun nah bei Ihnen. Was würden sie jetzt Aufbauendes zu Ihnen sagen? Wie würden sie Ihnen Mut machen? Wie würden sie Ihnen ihre Liebe zeigen und Sie diese spüren lassen?

Stellen Sie sich alles ganz bildhaft und realistisch vor. Genießen Sie den Umgang mit diesen wundervollen Menschen, die auch Sie wundervoll finden.

Kilo-Traumfänger

Darum geht's:

Sie kennen bestimmt die Traumfänger, die eigentlich aus Australien stammen. Man kann sie sehr schön selbst basteln. Sie haben meist einen Rahmen, zwischen dem Fäden in verschiedenen Mustern gespannt sind. Traumfänger sollen vor schlechten Träumen schützen. Gestalten Sie sich diesmal einen Traumfänger für Ihre Kilos. Einen Kilo-Traumfänger.

So funktioniert's:

Sammeln Sie kleine Stöcke, die Sie mit einem Band wie zu einer Bienenwabe verbinden. Das ist Ihr Grundgerüst für den Traumfänger.

Nun spannen Sie mit einem Wollfaden in Ihrer Lieblingsfarbe verschiedene Wege durch Ihr Grundgerüst. Sie können einem bestimmten Muster folgen, was am schönsten aussieht. Sie können die Fäden aber auch kreuz und quer spannen, wie es Ihnen gerade gefällt. Nun ist der Kilo-Traumfänger schon fast fertig. Suchen Sie sich nun einige Symbole aus, die für schlanke Zeiten stehen, wie zum Beispiel eine wunderschöne leichte Feder, eine Papierblume, ein gebasteltes Glückskleeblatt oder eine lachende Sonne. Hier fallen Ihnen bestimmt noch ganz viele Symbole ein. Diese platzieren Sie nun in Ihren Kilo-Traumfänger. Entweder weben Sie sie ein, kleben sie auf die Fäden oder legen sie locker in den Kilo-Traumfänger. Nun ist Ihr Kilo-Traumfänger fertig. Wenn Sie ihn an einem schönen Platz über Ihrem Bett aufhängen, kann er gleich mit seiner Arbeit beginnen. Wenn Sie also nachts schlafen, fängt er für Sie alle unguten Gedanken, die sich sonst auf Ihren Hüften wiederfinden würden.

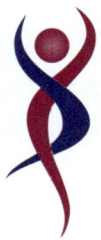

Stärken Sie sich selbst –
nicht Ihr Gewicht

Wissen Sie, wie man in Afrika einen Affen fängt? Man bohrt ein mittelgroßes Loch in einen Baum, durch das der Affe gerade seine Hand stecken kann. Anschließend streut man einige Nüsse in das Loch und wartet nun auf den Affen. Dieser ist ganz gierig nach den Nüssen und steckt seine Hand in das Loch. In der Faust hat er nun die Nüsse. Aber leider ist seine Faust zu groß, um sie aus dem Loch wieder hinauszuziehen. So zieht er nun und zappelt und kann somit gefangen werden. Die Lösung? Er müsste seine Hand nur öffnen und wäre sofort frei!

Fällt Ihnen das Loslassen manchmal auch so schwer? Ihre überschüssigen Kilos weisen Ihnen hier schon den Weg. Woran halten Sie fest? Nicht nur am Gewicht, das ein wunderbares Symbol darstellt. Wäre es nicht Zeit, Überflüssiges auch im Leben loszulassen? Das wirkt sich nämlich ganz schnell auf das Gewicht aus, ohne dass Sie überhaupt nur an eine Diät denken müssen. Loslassen gelingt jedoch nicht immer so einfach. Manchmal hängt man sehr an Menschen, obwohl sie einem gar nicht mehr guttun, an Sachen, die man eigentlich nicht mehr braucht, mit denen aber so viele Erinnerungen verknüpft sind, oder an Situationen, die man manchmal aus Angst vor etwas gewagtem Neuen nicht loslassen möchte. Doch wenn Sie loslassen, haben Sie beide Hände frei und können Neues richtig anfassen!

Sie schleppen schon so lange Schweres mit sich herum, und wieder zeigen Ihre Kilos Ihnen das symbolisch. Damit das Leben wieder leichter wird, dürfen Sie loslassen. Die vielen Pflichten, die Kränkungen, Erwartungen anderer an Sie – all dies dürfen Sie loslassen. Das geschieht meist nicht so plötzlich, denn trotz allem macht Loslassen auch Angst. Woher soll man wissen, ob dann wirklich etwas besser wird? Hierzu hat der Philosoph Lichtenberg schon gesagt: »Ich weiß nicht, ob es besser wird, wenn es anders wird, aber ich weiß, dass es anders werden muss, damit es besser werden kann.«

Folgende Affirmationen können Ihnen beim Loslassen helfen:

- Für diesen Moment akzeptiere ich mich so, wie ich bin.
- Heute gebe ich mir ein Stück neue Freiheit.
- Neuerungen tun mir gut.
- Ich begrüße Veränderungen.
- Ich freue mich auf ein verändertes, besseres Leben.
- Ich genieße jeden Schritt in ein schlankes und glückliches Leben.

Und noch eine weitere gute Nachricht: Sie sind bereits der Experte für Ihr Gewicht. Sie dürfen sich selbst und Ihrer Abnehmintelligenz vertrauen. Spüren Sie immer wieder nach, was Ihnen guttut. Nutzen Sie die positive Energie für sich, und stärken Sie sich selbst. Auch hier erfahren Sie verschiedene Übungen, wie Ihnen das leicht gelingen kann.

Sie müssen auch kein Fitnessstudio betreten, um sich gesund zu bewegen. Gerade wenn man ein paar kleine Kilos mehr hat, kann man manchmal ein etwas mulmiges Gefühl in solchen Studios mit den vielen Durchtrainierten bekommen. Man schwitzt und keucht, während die anderen munter lächeln. Sie können sich auch ohne Fitnessstudio bewegen und die Bewegung vor allem auch genießen. Das Abstrampeln mit hochrotem Kopf macht meistens ohnehin keinen Spaß, wohlige Bewegung aber schon. Einige Alltagsbewegungen zeigen Ihnen, wie Sie sanft und wohltuend ein bisschen Ihren Körper genießen können.

Ganz wichtig ist auch die Achtsamkeit beim Essen. Sie verdoppelt einerseits den Genuss, andererseits hilft sie sehr gut beim Abnehmen. Doch was ist eigentlich Achtsamkeit?

Das meint Stefanie

Bisher dachte ich immer, dass achtsam essen sehr langsam ist. Muss ich nun jeden Bissen auf der Gabel besonders betont zum Mund führen und dann zwanzig Mal kauen? Hat das Essen dann überhaupt noch Geschmack?

Aber zum Glück geht achtsam essen ja auch ganz anders. Wenn ich jetzt einkaufen gehe, nehme ich mir etwas mehr Zeit als sonst und sehe mir die Auslagen viel bewusster an. Ich habe sogar schon einige neue Früchte ausprobiert, an denen ich sonst achtlos vorbeigelaufen bin. Die schmecken mir besonders gut …

Ich versuche, ganz bewusst zu genießen und mir das Essen im wahrsten Sinn des Worts auf der Zunge zergehen zu lassen. So langsam esse ich dabei gar nicht. Aber ich merke, dass sich meine Einstellung zum Essen ändert.

Ich überlege auch viel häufiger, ob ich jetzt wirklich Hunger habe oder einfach nur Appetit auf einen Snack. Diese vielen

Snacks habe ich über den Tag verteilt überhaupt nicht wahrgenommen, mal hier ein Stück Käse oder da ein Müsliriegel. Satt war ich trotzdem nicht. Wenn ich mehr auf mein Essen achte, fühle ich mich seltsamerweise auch zufriedener als vorher.

Man muss sich wirklich erst einige Zeit an das achtsame Essen gewöhnen, aber dann macht es richtig Spaß und lässt schon ein paar Pfunde purzeln.

Und nun viel Spaß und Erfolg beim Ausprobieren!

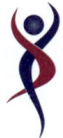

Überflüssiges loslassen – statt Kilos zu sammeln

Den Druck loslassen

Beim Abnehmen setzen wir uns oft selbst unter Druck: »Jetzt muss ich aber unbedingt fünf Kilo abnehmen!« Oder: »Bis Weihnachten muss ich es geschafft haben!« Oder: »Ich sollte etwas für meine Gesundheit tun und abnehmen.«

Sie hören fast nur »sollte« und »muss«. Diese Wörter sind Ihre inneren Antreiber, die Ihnen ständig Druck und ein schlechtes Gewissen machen. Sie können auch ein wenig elegant verkleidet daherkommen wie: »Du könntest doch mal wieder ...« Oder: »Wenn du endlich nur ...«

Tun Ihnen solche Sätze eigentlich gut? Wahrscheinlich nicht, da Sie jeder nur immer wieder neu unter Druck setzt. Natürlich möchten Sie abnehmen, aber doch bitte nicht mit ständigen Antreibern und Vorwürfen. Und die Vorwürfe müssen noch nicht einmal von außen kommen. Jeden Tag sagen wir uns selbst, wie oft wir versagen, etwas nicht so richtig geschafft haben oder wie viel besser es doch die anderen können. Damit ist jetzt Schluss! Sie haben eine wundervolle Persönlichkeit. Ob Sie ein paar Kilos mehr oder weniger haben, spielt doch gar keine Rolle. Sie sind wertvoll und liebenswert – genauso wie Sie jetzt sind. Lassen Sie den ganzen Druck, etwas in einer bestimmten Zeit erreichen zu wollen, los. Wenn Sie sich entspannen und sich keine Vorgaben machen, stellen sich sogar viel bessere Ergebnisse ein und Sie behalten auch den Spaß an der ganzen Sache. Sorgen Sie immer gut für sich selbst und schätzen Sie sich ganz besonders. Machen Sie sich selbst Mut und klopfen Sie sich häufig auf die Schulter: Toll gemacht!

So geht's:

Schreiben Sie eine Sollte-Liste. Hier notieren Sie alle Punkte, die in Ihrem Leben ein »Sollte« beinhalten:

* Ich sollte mal wieder _____ .
* Ich sollte endlich _____ .
* Ich sollte auch _____ .

Die Liste kann sehr lang werden, wenn Sie sehr oft »sollte«, »muss« oder »müsste« in Ihrem Leben spüren. Schreiben Sie wirklich alles auf, was Ihnen einfällt.

Wenn Ihre Liste nun voll ist, beginnen Sie ein feierliches Ritual: Gehen Sie an einen besonderen Platz und zerreißen Sie Ihre Liste in hunderte kleine Fetzen. Auch das dauert eine Zeit lang. Je mehr Sie die Liste zerreißen und je kleiner die Fetzen werden, desto mehr stellen Sie sich vor, wie der ganze auferlegte Zwang von Ihnen abfällt.

Schreiben Sie nun auf wunderschön buntes Blatt neue Mutmacher:

* Ich darf so sein, wie ich bin.
* Ich kann so sein, wie ich bin.
* Ich will so sein, wie ich bin.

Oder:

* Ich darf glücklich sein.
* Ich kann glücklich sein.
* Ich will glücklich sein.

Füllen Sie das Blatt mit mehr Mut machenden Sätzen. Lassen Sie allen Druck los und gönnen Sie sich selbst die Unterstützung, die Sie brauchen.

Verschaffen Sie sich Klarheit und Durchblick

Entrümpeln wirkt nicht nur befreiend, sondern zeigt auch symbolisch, dass Sie bereit sind, auch von Ihren überflüssigen Reserven abzulassen. Sie leben in der Fülle und müssen nicht an vergangener Last tragen. Sortieren Sie alles aus, was Sie nicht benutzen. Wenn Sie Dinge schon über ein Jahr oder länger nicht benutzt haben, werden Sie sie wahrscheinlich auch die nächsten Jahre nicht mehr brauchen. Fangen Sie am besten im Keller an. Symbolisch steht der Keller für das Unbewusste. Haben Sie auch manchmal den Impuls, lieber etwas noch im Keller zu lagern, als es gleich wegzuwerfen? So wird der Keller immer unübersichtlicher. Manchmal weiß man schon gar nicht mehr, was eigentlich in der letzten Kiste, die unter allen anderen steht, verstaut ist. Fangen Sie mit dem Entrümpeln also zuerst im Keller an. Sie können alte Sachen noch verschenken oder verkaufen. Vielleicht organisieren Sie einen kleinen Keller-flohmarkt.

Ein besonderer Ort, an den man gar nicht so beim Entrümpeln denkt, ist das Auto. Was man hier nicht alles finden kann! Das Auto steht symbolisch für das eigene Selbst. Auch hier können Sie sich von Überflüssigem trennen. Räumen Sie den Kofferraum oder das Handschuhfach leer. Auch in den Ablagen oder unter den Sitzen finden sich manche Schätze, von denen man schon annahm, dass sie gar nicht mehr existieren.

Als nächsten Punkt nehmen Sie sich den Dachboden vor, der manchmal auch als Kellerersatz angesehen wird. Nun haben Sie eine Menge geschafft. Fühlen Sie sich nicht schon viel leichter? So haben Sie auch für sich selbst mehr Raum und Leichtigkeit geschaffen.

Damit auch mehr Klarheit in Ihre Wohnung kommt, schauen Sie auf die nächste Übung.

So geht's:
Haben Sie in Ihrer Wohnung auch so kleine Stolperfallen, die Sie oft gar nicht mehr wahrnehmen, aber die Sie trotzdem unbewusst immer wieder ärgern? Oftmals sind es nur Kleinigkeiten, die schnell behoben sind. Aber irgendwie schiebt man sie immer wieder auf. Deshalb:

- Wechseln Sie alle defekten Glühbirnen aus oder bringen Sie Lampen in dunklen Ecken an, damit alles wieder hell und übersichtlich wird.

- Lassen Sie ungelesene Zeitschriften nicht immer sichtbar auf dem Zeitschriftenstapel liegen. Sie bekommen nur unnütz ein schlechtes Gewissen. Legen Sie die Zeitschriften in den Schrank oder entsorgen Sie sie. Es war vielleicht ein Fehlkauf, aber das macht nichts. Lieber in das Altpapier, als ständig den Stress zu spüren, was man noch alles durcharbeiten müsste.

- Reparieren Sie defekte Geräte wie zum Beispiel den Schalter der Fernbedienung oder des Toasters, die einfach nicht mehr funktionieren, oder lassen Sie diese Geräte reparieren. Der Ärger darüber jeden Tag kostet am Ende mehr als die Reparatur.

- Bessern Sie defekte Stellen an der Tapete aus oder streichen Sie kurz mit ein wenig Farbe über die Löcher vom letzten Bild im Flur.

+ Räumen Sie Dinge aus dem Weg, wenn Sie darum ständig einen Bogen gehen müssen. Sie brauchen viel Platz für sich, nicht für die Dinge.
+ Atmen Sie danach wieder tief durch.

Nachrichten-Diät

Ist Ihnen auch schon öfter aufgefallen, wie oft wir am Tag von Informationen berieselt werden? Im Auto oder zu Hause hört man nebenbei Radio und wird vor allem von den Nachrichten ständig mit negativen Informationen versorgt, abends schaut man sich im Fernsehen vielleicht auch noch Nachrichtensendungen an, in denen es wieder fast nur um schlimme Ereignisse geht. Wenn man die eine schlimme Nachricht gerade verdauen will, folgt schon die nächste Hiobsbotschaft aus irgendeinem Teil der Welt. Manchmal muss man schon abstumpfen, um das alles zu verarbeiten, sonst würde man nur noch traurig und in Angst und Schrecken leben.

Solche Informationen verursachen jedoch auch viel Stress, da man ja nun nicht unbedingt abstumpfen möchte. Insbesondere bei erhöhter Sensibilität, die ja viele Übergewichtige haben, fällt es einem schwer, mit den ganzen Nachrichten klarzukommen. Vor allem auf einer unbewussten Ebene wirken sie weiter.

Viel besser wäre es, sich mit positiven Ereignissen zu beschäftigen, von denen es ja auch viele gibt. Sie schaffen es allerdings selten in die Nachrichten. Wählen Sie daher nur Musik aus, die Sie wirklich hören wollen, ohne die Radioinformationen nebenher. Oder genießen Sie einfach die Stille. Beobachten Sie sich ein bisschen dabei. Was macht das mit Ihnen? Vermissen Sie etwas? Wenn ja, was? Wenn nein, legen Sie häufiger solche Nachrichten-Diät-Tage ein. So haben Sie wieder mehr Raum für sich und Ihre eigenen Gedanken.

So geht's:

- Machen Sie eine Nachrichten-Diät! Hören Sie bewusst eine Woche lang keine Nachrichten im Radio, schauen Sie keine Nachrichten im Fernsehen und lesen Sie auch keine Tageszeitung. Wenn Sie an Nachrichten gewöhnt sind, wird Ihnen das zuerst noch etwas schwerfallen, aber halten Sie unbedingt durch. Spüren Sie, wie Sie sich nach dieser Woche fühlen. Sie hatten bestimmt weniger Stress und fühlen sich leichter. Sie können sich auch mit positiven Nachrichten beschäftigen, die Sie im Internet finden. Aber verzichten Sie auch im Internet auf irgendwelche Schlagzeilen. Sie wissen ja: Ein gutes Gefühl macht schlank. Und so trägt auch die Nachrichten-Diät zu Ihrem neuen Körpergefühl bei.

- Verzichten Sie auf den üblichen Smalltalk mit den Nachbarn oder Kollegen. Oftmals geht es dabei um die neuesten Probleme oder um negative Neuigkeiten. Das stärkt zwar auf der einen Seite vordergründig das Zusammengehörigkeitsgefühl, hinterlässt aber im Nachhinein einen merkwürdigen Eindruck. Erzählen Sie stattdessen doch nur etwas Positives, und beherzigen Sie die Regeln von Sokrates:
Wenn du etwas weitersagen willst, so siebe es vorher durch drei Siebe: Das erste lässt nur das Wahre hindurch, das zweite nur das Gute und das dritte nur das Notwendige. Was durch alle drei Siebe hindurchging, magst du weitersagen.

Vereinfachen Sie Ordnung

Je mehr Ordnung Sie im Äußeren schaffen, desto mehr Klarheit entsteht auch in Ihrem Inneren. Das heißt aber nicht, dass Sie nun immer ein penibel ordentlicher Mensch sein müssen. Gerade das kreative Chaos beflügelt einen sogar besonders gut. Hier geht es daher darum, sich mit bestimmten Strukturen auseinanderzusetzen. Es gibt ja Krimskrams-Schubladen oder Schrankfächer, die so vollgestopft sind, dass man gar nicht mehr so richtig weiß, was eigentlich noch drin ist. Im Laufe der Zeit sammelt sich einfach immer mehr an, das ja irgendwo verstaut werden will. Allerdings sind solche Ecken unbewusst eher belastend, da man entweder stundenlang suchen muss, bis man etwas Bestimmtes findet, oder da einem ständig etwas entgegenquillt, was man überhaupt nicht haben möchte. Raffen Sie sich doch einfach an einem verregneten Nachmittag auf und sortieren Sie solche Bereiche in Ihrer Wohnung. Keine Sorge: In fast jedem Zuhause gibt es immer ein paar Krimskrams-Ecken, an die man sich gar nicht rantraut. Wenn Sie aber durchgehalten haben, werden Sie mit einem Gefühl der Frische und Klarheit belohnt. Und je mehr sich in Ihrem Inneren klärt, desto leichter gelingt auch hier wieder das Abnehmen.

Stellen Sie sich vor, wie einfach es ist, wenn Sie eine Schublade oder eine Schranktür öffnen und alles einfach an seinem Platz liegt. Sie brauchen auch gar nicht so viele Reservedinge, wie Sie vielleicht annehmen. Manchmal bewahrt man ja Sachen gleich doppelt auf, weil man nie weiß, wann man sie noch benutzen oder anziehen kann. Bei der nächsten Faschingsparty könnten Sie ja noch die rosa Stola tragen ... Aber gehen Sie wirklich zur Faschingsparty? Und wenn ja – dann mit der Stola? Alles, was Sie im Äußeren reduzieren, gibt Ihnen Power zum Reduzieren Ihrer Kilos.

So geht's:

- Auch wenn Sie keine Zeit haben: Fangen Sie in einem Zimmer an, und wenn es nur die erste Schublade Ihrer Kommode ist.

- Stellen Sie drei Kartons bereit, die Sie jeweils mit einem bunten Punkt markieren: Grün steht für: »Das benutze ich regelmäßig und behalte ich.« Gelb steht für: »Ich kann mich noch nicht entscheiden. Eigentlich brauche ich es nicht, aber trennen kann ich mich noch nicht.« Und Rot steht für: »Das kann wirklich weg. Ich wusste gar nicht, dass ich das noch besitze.«

- Sortieren Sie möglichst zügig. Gerade beim Aufräumen verbindet man oft Erinnerungen an längst vergangene Zeiten mit den Gegenständen. Viele Gefühle kommen wieder hoch. Entscheiden Sie selbst, ob Sie noch ein bisschen die Erinnerungen brauchen und sich den Gegenstand noch einmal in Ruhe betrachten wollen, bevor Sie ihn weggeben, oder ob es Ihnen hilft, hier sehr schnell zu entscheiden und sich dann auch zu trennen. Allgemein kommen Sie etwas befriedigender voran, wenn Sie schneller auswählen.

- Räumen Sie anschließend die Dinge, die Sie behalten wollen, wieder ein. Schubladen oder Schrankfächer können Sie mit Ablagekörbchen unterteilen, damit alles auch übersichtlich bleibt. Was im roten Karton gelandet ist, verschenken oder verkaufen Sie. Manche wohltätige Organisationen holen Sachen sogar ab. Den gelben Karton stellen Sie erst einmal zur Seite. Wenn Sie den Inhalt nach einigen Wochen oder Monaten nicht vermissen, können Sie ihn auch abgeben. Falls Sie ihn doch benötigen, räumen Sie ihn einfach wieder ein.

Erwartungen loslassen

Erwartungen hat man sehr oft: an andere oder an sich selbst. Und leider werden die Erwartungen häufig gar nicht so erfüllt, wie man das gerne hätte. Das frustriert natürlich, und damit muss man dann auch erst einmal umgehen. Ein Beispiel: Sie möchten natürlich abnehmen und haben sogar schon ein paar Kilos geschafft. Aber plötzlich geht gar nichts mehr. Die Zahl auf der Waage bleibt und bleibt einfach gleich, und dabei essen Sie richtig gesund und träumen heimlich schon von einer leckeren Portion knuspriger Pommes frites. Was nun? Die Erwartungen haben sich nicht ganz erfüllt, und Sie werden zunehmend gereizter. Bleiben Sie in einem solchen Fall flexibel. Auch wenn es schwerfällt. Gerade beim Abnehmen kann das Gewicht häufiger stagnieren. Das liegt nicht an Ihren Bemühungen. Manchmal braucht der Körper einfach ein bisschen Zeit oder stellt sich gerade um und hat ein neues Niveau erreicht. Bleiben Sie auch hier mit sich selbst geduldig.

Nur allzu oft kritisiert man sich selbst am meisten. Wenn man seine Gedanken, die man am Tag hat, zählen würde, so wäre man überrascht, dass die meisten davon aus Kritik bestehen. Und diese Kritik bezieht sich vor allem auf einen selbst. Wenn Sie solche Gedanken bei sich beobachten, sagen Sie ganz energisch: Stopp! Denken Sie stattdessen etwas Aufbauendes.

Gehen Sie mit sich selbst so um, wie Sie Ihren allerbesten Freund behandeln würden. Den würden Sie doch auch bestimmt nicht ständig kritisieren oder antreiben. Vielmehr würden Sie ihn ermutigen und ihm auch Komplimente machen. Ihren besten Freund würden Sie auch trösten, wenn etwas nicht rund läuft, und ihn motivieren. Machen Sie das auch mit sich! Sie sind nämlich Ihr allerbester Freund!

So geht's:

- Schreiben Sie auf schmale Zettelchen (etwa 1x4 Zentimeter) Erwartungen, die Sie an andere oder an sich selbst haben.

- Sie können so viele Zettel beschriften, wie Sie wollen.

- Nun bilden Sie aus dem ersten Zettel einen kleinen Ring und kleben beide Enden zusammen, so dass der Zettelring jetzt stabil ist.

- Dann nehmen Sie den nächsten Zettel und fügen ihn wie das Glied einer Kette an den ersten Zettel an. Beide Ringe umschlingen sich also.

- So geht es auch mit den nächsten Zetteln immer weiter, bis Sie eine Zettelreihe beziehungsweise Zettelgirlande haben. Diese kleben Sie nun nochmals zu einer Kette zusammen. Das ist die Kette Ihrer Erwartungen.

- Immer, wenn Sie meinen und sich auch sicher sind, dass Sie eine Erwartung Ihrer Kette loslassen können, trennen Sie ein Kettenglied ab und zerreißen den Zettel.

- So wird Ihre Kette der Erwartungen immer kürzer, bis Sie irgendwann gar nicht mehr vorhanden ist. Lassen Sie sich damit aber wirklich Zeit. Es fällt manchmal schon schwer, Erwartungen loszulassen. Aber Sie müssen sich auch nicht beeilen.

- Spüren Sie bei jedem Abschnitt der Kette, den Sie nicht mehr benötigen, nach, wie Sie sich fühlen. Ist es ein bisschen befreiender geworden?

Gefühle loslassen

Gefühle kommen und gehen. Wenn man sie beobachtet, ziehen sie einfach vorbei. Doch oft halten wir an Gefühlen fest. Sie sind manchmal wie gute Bekannte, die mit uns vertraut sind, auch wenn sie nicht immer zu unserem Besten sind.

Schreiben Sie einen Tag lang Ihre Gefühle beziehungsweise Stimmungen auf. Am besten legen Sie sich eine kleine Tabelle mit Uhrzeit, Stimmung und Grund an:

Uhrzeit	Stimmung	Grund
8.00 Uhr	fröhlich	Vorfreude auf den Tanzkurs heute Abend
8.30 Uhr	gestresst	Muss heute länger arbeiten.

Nach diesem Tag werden Sie bestimmt erstaunt sein, wie oft Ihre Gefühle gewechselt haben. Probieren Sie beim nächsten Mal aus, die Gefühle zu beobachten. Das ist nicht immer ganz einfach, weil wir uns ja oft so engagieren und uns mit den Gefühlen identifizieren. Aber mit ein bisschen Training kann man es schon besser schaffen. Lassen Sie die Gefühle sein, wie sie wollen. Sie dürfen kommen und gehen. Sie selbst sind im Grunde nur die Leinwand wie im Kino, auf der die Gefühle unterschiedliche Filmsequenzen darstellen. Mal gefällt uns eine Komödie besser, mal sind wieder tragische Elemente enthalten. Sie wissen einfach, dass jedes Gefühl sich auch wieder verändert. Sie sind der Regisseur, der über die Wichtigkeit und Bedeutung der Gefühle entscheidet.

So geht's:
- Malen Sie ein großes Haus, in dem Ihre Gefühle wohnen. Sie können bekannte Zimmer gestalten oder sich auch Fantasiezimmer ausdenken. Wichtig ist, dass das Haus genügend Räume

hat. Malen Sie den Querschnitt des Hauses, als ob Sie vor einem großem Puppenhaus sitzen würden und in alle Räume hineinschauen könnten.

- Überlegen Sie nun, welche Gefühle Sie in sich spüren. Das können auch ganz unterschiedliche sein wie Freude, Angst, Sorgen, Wut, Verzweiflung, Versagen, Mut und viele mehr. Folgen Sie am besten Ihrer Intuition, welche Gefühle Sie besonders häufig spüren. Lassen Sie sich zum Nachspüren besonders viel Zeit.

- Malen Sie nun die Gefühle in Ihr Haus. Sie können den Gefühlen dafür verschiedene Formen geben, sie als Personen, Tiere oder Fantasiefiguren malen. Spüren Sie nach, in welchem Raum das jeweilige Gefühl wohnt. Welches passt eher ins Schlafzimmer, in die Küche oder ins Wohnzimmer? Und wie viel Platz benötigt es?

- Wenn Sie fertig sind, malen Sie sich selbst in das Haus. Wo sind Sie? Schauen Sie sich das Bild noch einmal an. Haben Sie eigentlich genügend Platz in Ihrem Haus? Können Sie sich selbst ausdehnen? Müssen dafür Gefühle in andere Räume wandern? Oder müssen Gefühle weniger Platz einnehmen? Möchten Sie, dass manche Gefühle mehr Platz bekommen?

- Malen Sie nun ein zweites Bild mit der optimalen Verteilung der Gefühle. Was spüren Sie nun? Möchten Sie lieber so leben?

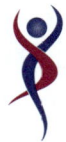

Wohltuende Energie – statt leerer Kalorien

Der Energierucksack

Überlegen Sie einmal, was Ihnen eigentlich im Laufe des Tages alles Energie gibt. Das können Kleinigkeiten sein, aber auch längere Zeiträume. Wenn Ihnen etwas Energie gibt, fühlen Sie sich beschwingter, fröhlicher und sind einfach »gut drauf«. Wahrscheinlich haben Sie in diesen Momenten gar nicht so großen Hunger, sondern genießen einfach das gute Gefühl. Ihr Tagesrucksack wird so gut mit Energie gefüllt, und aus ihm können Sie immer wieder zehren. Für Stefanie sind solche Energiekicks:

♦ Ein fröhlicher Abschied am Morgen, wenn jeder das Haus verlässt.

♦ Ein schöner Blumenstrauß, den sie sich gegönnt hat.

♦ Ein aufbauendes Gespräch mit einer Freundin.

♦ Der nette Gruß des Nachbarn.

♦ Der Spaziergang am Abend.

♦ Die Dusche mit dem herrlich duftenden Duschgel.

Das Gegenteil sind da die Energieräuber. Auch davon gibt es viele Situationen. Sie bemerken Sie daran, dass Sie sich schnell erschöpft oder auf einmal mutlos fühlen. Manchmal wird man auch aggressiv oder ist einfach nur genervt. Die Energieräuber ziehen aus Ihrem Energierucksack verschiedene Energiepäckchen heraus. Für Stefanie sind Energieräuber:

* Das Flurputzen im Treppenhaus
* Die lange Wartezeit an der Supermarktkasse
* Die Berieselung mit schlechten Nachrichten

Achten Sie darauf, dass Sie am Tag möglichst mehr Energiekicks in Ihren Energierucksack packen können und somit Ihre gute Laune behalten.

So geht's:

* Zeichnen Sie eine Tabelle mit zwei Spalten. In die linke Spalte schreiben Sie Ihre Energiekicks auf, die Sie täglich bekommen oder sich selbst geben, und in die rechte Spalte schreiben Sie die Energieräuber. Alternativ können Sie auch einen Kreis malen und ihn in unterschiedliche Tortenstücke unterteilen. Hier schreiben Sie nach der jeweiligen Tageszeit nun Ihre Energiekicks und Ihre Energieräuber auf. Schauen Sie hinterher, wie hoch jeweils der Anteil ist. Es ist ganz wichtig, dass die Zahl der Energiekicks deutlich höher ist. Falls bei Ihnen noch oft Energie abhandenkommt, überlegen Sie, wie Sie Ihren Energierucksack wieder auffüllen können. Welche kleinen Highlights setzen Sie selbst am Tag? Was könnte sich noch zu Ihren Gunsten verbessern?

* Um lästige Pflichten loszuwerden, delegieren Sie! Lassen Sie sich so oft es geht helfen. Vielleicht können Sie sich für den ungeliebten Hausflur alle zwei Wochen eine Putzfrau leisten, oder Sie teilen die Hausarbeit in einem Haushaltsplan in Ihrer Familie auf. Verbringen Sie stattdessen lieber mehr Zeit mit Dingen, die Ihnen Spaß machen und Energie geben.

- Verändern Sie Routinen! Wenn alles langweilig und eingefahren scheint, probieren Sie Neues aus. Gehen Sie in ein anderes Geschäft und kaufen Sie dort einmal ganz neue Produkte. Fahren Sie einen neuen Weg zur Arbeit – oder noch besser: Benutzen Sie das Fahrrad. Laufen Sie Kurzstrecken, die Sie sonst mit dem Auto fahren, und entdecken Sie Ihre Umgebung neu.
- Diese Art Energie gibt Ihnen auch ein gutes und zufriedenes Sättigungsgefühl!

Sie sind der Experte

Das haben Sie noch gar nicht gewusst? Sie sind ein größerer Experte, als Ihnen vielleicht bewusst ist. Sie haben schon so viel gemeistert. Sie spüren am besten, was Ihnen guttut oder was Sie lieber lassen sollten. Nur im Alltag richtet man sich nicht immer nach seinem Gespür, sondern verschiebt eigene Prioritäten häufig auf später. Aber im Grunde bekommen Sie ständig von Ihrem Körper mitgeteilt, was jetzt gerade das Richtige wäre. Probieren Sie doch einmal aus, diese Signale möglichst zeitnah umzusetzen. Fühlen Sie sich müde? Dann trinken Sie jetzt keinen Kaffee, um sich wachzuhalten, sondern ruhen Sie sich am besten sofort einen Moment aus. Wenn das nicht geht, schalten Sie ein paar Minuten einfach ab. Schließen Sie die Augen, stützen Sie Ihren Kopf ab oder lehnen Sie sich an die Stuhllehne. Manchmal sind es die ganz kleinen Momente, die einem immer wieder neue Kraft geben, wenn man dem Bedürfnis nachgeht.

Doch Sie sind auch in vielen weiteren Bereichen der beste Experte für sich selbst: Sie können sich Ziele setzen und diese auch erreichen. Warum das nicht immer klappt? Oft sind die Ziele etwas schwammig formuliert: Eigentlich würde ich ja gerne etwas abnehmen. Merken

Sie? Hier fehlen die Motivation und vor allem ein konkretes Ziel. Wie viel möchten Sie abnehmen? Bis wann? Setzen Sie sich hier realistische Ziele, die Sie nicht überfordern. Und ganz wichtig: Suchen Sie sich immer wieder kleine Teilziele. Wenn Sie 15 Kilo abnehmen wollen, dann ist der Weg dahin mehrere Wochen oder auch ein paar Monate lang. Das ist ganz normal. Aber zwischendurch kann es Ihnen vielleicht langweilig werden, weil Sie viel schneller die Erfolge sehen wollen, und Sie geben entmutigt auf. Deshalb ist es ganz wichtig, sich für kurze Zeitabstände immer wieder kleine Ziele zu setzen, wie: Am Ende der Woche habe ich ein Kilo abgenommen.

So geht's:

- Vertrauen Sie den Signalen Ihres Körpers. Nehmen Sie sich mehrmals am Tag ein paar Minuten Zeit, und spüren Sie nach, was Sie jetzt wirklich brauchen. Sie erhalten bestimmt eine Antwort, die sich manchmal als Gefühl oder auch als Impuls zeigt.

- Behalten Sie Ihr Ziel im Blick. Dafür ist es am besten, wenn Sie Ihr Ziel möglichst präzise formulieren. Sagen Sie also nicht nur: »Ich will abnehmen.« Sondern: »Nach den nächsten zwei Wochen werde ich zwei Kilos schlanker sein.«

- Setzen Sie sich immer wieder sehr kleine Teilziele. Das erhöht Ihre Motivation. Das große Ziel können Sie dabei im Blick behalten. Wichtig sind jedoch die Etappen bis dahin.

- Gönnen Sie sich beim Erreichen eines Teilziels eine schöne Belohnung. Würdigen Sie sich selbst und jedes Ziel, das Sie erreichen.

- Achten Sie darauf, dass Ihre Ziele realistisch bleiben und Sie Spaß an der ganzen Sache haben.

- Manchmal erreicht man eine Plateauphase, in der es aussieht, als würde alles ein bisschen stagnieren. Das ist ganz normal.

Planen Sie solche Phasen mit ein. Dann läuft es hinterher umso besser. Werden Sie auch nicht ungeduldig. Nehmen Sie sich stattdessen kleinere Ziele vor, die Sie wieder ermutigen.

Kraft der Körpermitte

Die Balance, sowohl innen als auch außen, trägt sehr viel zum Wohlbefinden bei. Es ist nicht immer leicht, im Alltag die Ausgewogenheit zu finden. Manchmal liegt die Belastung eher im Beruf, manchmal wiederum im Privatleben. Und manchmal sind es auch einfach die Gefühle, die unsere Ausgeglichenheit nachhaltig beeinflussen. Hier ist es wohltuend, immer wieder in die eigene Mitte zu kommen. Kleine Übungen vermitteln Ihnen wieder die Leichtigkeit der Balance.

Setzen Sie sich auf einen Stuhl. Spüren Sie mit den Fußsohlen den Boden unter Ihnen. Legen Sie die Handflächen auf Ihre Oberschenkel. Nun ballen Sie die Fäuste und atmen ein. Atmen Sie anschließend doppelt so lange wieder aus und öffnen Sie dabei Ihre Hände. Wiederholen Sie in Gedanken: »Ich lasse los und bin in meiner Mitte.« Sie können die Übung einige Male hintereinander durchführen.

Als weitere Übung stellen Sie sich aufrecht hin. Spüren Sie noch einmal die Umstände und Gefühle, die Sie leicht aus Ihrer inneren Balance bringen. Schütteln Sie sich nun. Zuerst die Hände, dann die Arme, anschließend die Beine – bis Ihr ganzer Körper sich schüttelt und alle negativen Emotionen loswird.

Stellen Sie sich auf ein Bein. Winkeln Sie das andere an und führen Sie es nun langsam noch vorne und dann wieder nach hinten. Das Standbein ist dabei gebeugt. Führen Sie die Übung möglichst langsam durch. Sie können die Balance jederzeit durch Ihre Armbewegungen ausgleichen. Anschließend wechseln Sie die Beine.

Nachdem Sie die verschiedenen Balanceübungen gemacht haben, gönnen Sie sich einige Momente der Ruhe. Legen Sie sich hin und spüren Sie den angenehmen Zustand des Gleichgewichts, den Sie auch in Ihren Alltag mitnehmen können. Nachfolgend erfahren Sie eine ausgezeichnete Übung für die Körpermitte.

So geht's:

- Stellen Sie sich aufrecht hin. Spüren Sie den festen Stand und den Boden unter Ihren Füßen. Nehmen Sie den Raum um sich herum bewusst wahr und auch sich selbst in dem Raum, so dass Sie ein gutes Körpergefühl bekommen.

- Pendeln Sie nun ein ganz kleines bisschen nach vorne. Ihr ganzer Körper kommt nun ein bisschen in eine Schräglage. Vielleicht ist das von außen gar nicht wahrnehmbar. Aber Sie spüren die Verlagerung nach vorne. Dann pendeln Sie ein ganz kleines Stück zurück und verlagern das Gewicht auf Ihre Fersen, allerdings ohne die Zehenspitzen vom Boden zu lösen.

- Pendeln Sie nun einige Male fast ganz unmerklich von vorne nach hinten. Lassen Sie die Pendelbewegung immer kleiner werden, bis Sie Ihre natürliche Körpermitte gefunden haben.

- Öffnen Sie die Arme seitlich, so als hätten Sie große Flügel, die Sie heben. Ziehen Sie die weit geöffneten Arme ein ganz kleines bisschen zurück, so dass Sie frei stehen und für alle sichtbar sind. Sie haben es verdient, sichtbar zu sein und wahrgenommen zu werden. Genießen Sie das Gefühl, auch wenn es sich noch etwas ungewohnt anfühlt.

- Fühlen Sie sich weiter in Ihrer Mitte, und spüren Sie die wohltuende Energie, die Ihren Körper durchströmt.

- Lockern Sie anschließend Arme und Beine. Die positive Energie können Sie noch eine ganze Zeit lang spüren.

Abnehmintelligenz

Auf dem Weg zu Ihrem Wunschgewicht kann es sich häufig anfühlen, als hätten Sie ein bisschen den Weg verloren. Das Ziel »Abnehmen« hört sich erst sehr vielversprechend an. Man möchte motiviert und voller Schwung loslegen – und ist dann häufig enttäuscht, wenn das Ergebnis auf sich warten lässt. Der Körper hat sein ganz natürliches Maß. Jeder Mensch mit ein paar Pfunden Übergewicht verfügt auch über eine positive Abnehmintelligenz. Nur kümmert man sich meistens nicht um sie oder benutzt sie erst gar nicht. Ihr Körper steuert eigentlich immer automatisch zu seinem Wohlfühlgewicht hin. Lassen Sie ihm hierfür ausreichend Zeit. Quälen Sie sich nicht. Manche Menschen brauchen einfach ein bisschen mehr Zeit als andere. Das ist ganz normal und einfach bei jedem unterschiedlich. Vielleicht nehmen Sie auch am Anfang schnell ab und stagnieren, oder Sie nehmen erst nach ein paar Tagen etwas ab, gerade als Sie schon aufgeben wollten. Hier ist es viel sinnvoller, mit der eigenen Abnehmintelligenz in Harmonie zu sein, als sich zu überfordern. Gehen Sie in kleinen Schritten vor. Machen Sie immer wieder eine Pause, und lassen Sie sich nicht hetzen. Hektik haben Sie im Alltag schon genug. Sie wollen sich ja wieder selbst vertrauen und damit auch Ihrem idealen Gewicht. Ob Sie dann ein bisschen mehr als eine standardisierte Gewichtsangabe wiegen, spielt für Ihren Körper keine Rolle. Er kennt bereits Ihr Idealgewicht. Und wenn Sie wieder mehr in der Balance sind, wird sich dieses Gewicht auch von ganz allein einstellen. Wenn Sie dann zu viel wiegen, werden Sie es nach und nach spüren und ganz selbstverständlich Ihr Essen etwas reduzieren. Vertrauen Sie sich dabei immer selbst!

So geht's:
- Hören Sie auf den Appetit Ihres Körpers. Ihr Körper spürt am besten, wann er wirklich hungrig ist.

- Essen Sie nur, wenn Sie die Botschaft »Hunger« erhalten – und nicht »Appetit«. Haben Sie beispielsweise Appetit auf etwas Süßes und verbinden damit ein bisschen Trost und Zufriedenheit, dann überlegen Sie, wie Sie sich jetzt ohne Essen besonders gut trösten können. Vielleicht nehmen Sie erst einmal ein schönes warmes Bad mit Ihrem Lieblingsduft oder ruhen sich einen Moment aus.

- Wenn Sie Ihrem Körper gut zuhören, bekommen Sie immer die richtigen Botschaften, auch welche Nahrungsmittel Sie jetzt brauchen. Manchmal hat man einfach Heißhunger auf eine bestimmte Obstsorte, weil man vielleicht momentan einen leichten Vitaminmangel hat. Gehen Sie solchen »Gelüsten«, die sich auf vitaminreiche Nahrung beziehen, gerne nach.

- Ihr Körper zeigt Ihnen auch deutlich, wann es Zeit für ein bisschen Bewegung ist – oder auch umgekehrt, wann es Zeit zum Ausruhen ist. Falls möglich, entsprechen Sie diesem Bedürfnis sofort, ohne es aufzuschieben. Denn oft lenkt man sich zunächst wieder mit Essen ab, um das Bedürfnis zu stillen. Sie kennen das bestimmt: Viele Leute haben nachmittags ein kleines Tief und sind müde. Doch ein kurzes Ausruhen ist gar nicht drin. Dann greifen viele lieber zum Kaffee, um sich wachzuhalten. Ein Mini-Nickerchen würde dem Körper aber viel besser tun – und wenn Sie nur ein paar Minuten den Kopf in den Händen abstützen, die Augen schließen und an nichts denken. Solch eine kurze Auszeit muss ja gar nicht so lange dauern.

Der verrückt motivierende Monat

Sie kennen ja den Adventskalender, der jeden Tag eine kleine Überraschung bereithält. Zum Abnehmen bietet sich ein solcher Kalender als Motivation ganz besonders gut an: Ihre 30-Tage-Abnehmüberraschung. So einen Überraschungskalender können Sie ganz schnell selbst herstellen. Sie brauchen lediglich 30 größere Streichholzschachteln (am besten die für Kaminstreichhölzer). Davon kleben Sie nun jeweils sechs übereinander, so dass Sie jetzt fünf Reihen mit Streichholzschachteln haben. Diese Reihen kleben Sie aneinander, so dass die Streichholzschachteln nun wie ein kleines Regal mit Schubladen aussehen, die Sie aufziehen können. Bekleben Sie alles rundherum mit schönem Geschenkpapier. In jede Streichholzschublade kommt nun eine kleine Überraschung, die Sie an jedem Tag motiviert und anspornt. Das können auch ganz außergewöhnliche Ideen sein, die Sie ein bisschen aus Ihrem Alltagstrott holen und Ihnen ein Lächeln ins Gesicht zaubern. Sammeln Sie Ideen, die Sie motivieren oder die mit ganz neuen Verhaltensweisen spielen. Es geht vor allem darum, dass Sie Neues ausprobieren und sich selbst immer besser spüren und kennenlernen. Es reichen schon Kleinigkeiten, die Ihnen einen neuen Blickwinkel schenken. Wie oft haben wir unsere Gewohnheiten, die ja auch durchaus sinnvoll sind, damit man nicht ständig über jeden Handgriff nachdenken muss. Aber manchmal braucht man auch wieder einen kleinen Anstupser, um die Dinge mal wieder ganz anders zu sehen. Viel Spaß dabei!

So geht's:
Folgende kleine Botschaften können Sie in den Streichholzschubladen verstecken. Schreiben Sie jeweils eine Botschaft auf einen Zettel und rollen Sie ihn zusammen. Dann mischen Sie die Zettel und verteilen sie in den Schubladen. So wissen Sie selbst nicht mehr, welcher Inhalt in welcher Schublade ist, und haben eine

wirkliche Überraschung. Folgende Ideen sind schon einmal motivierende Vorschläge. Aber lassen Sie Ihrer Fantasie freien Lauf ...

- Probieren oder kochen Sie ein neues Gericht, das Sie noch nicht kennen. Lassen Sie sich von seinem Geschmack überraschen. Es sollte wirklich etwas Neues sein. Leihen Sie sich ein Kochbuch aus der Bücherei aus, das Sie sonst nicht nehmen würden, und lassen Sie sich überraschen.

- Ziehen Sie sich heute ganz kuschelig an. Wählen Sie nur Stoffe, in denen Sie sich wirklich wohlfühlen.

- Kaufen und lesen Sie eine Zeitschrift, die Sie sonst nie lesen. Warum? Das erweitert einfach den Horizont und gibt neue Einblicke und Ideen.

- Fotografieren Sie, was Sie so den ganzen Tag essen. Machen Sie eine kleine Fotoausstellung.

- Gehen Sie die Treppe zweimal rauf und runter. Wann kommen Sie aus der Puste? Wann kommen Sie am nächsten Tag aus der Puste? Wann am dritten Tag? Und wann gar nicht?

- Gehen Sie heute mit dem Gefühl aus dem Haus, dass Sie unglaublich attraktiv sind und Sie jeden um den Finger wickeln könnten, wenn Sie nur wollten. Fühlen Sie sich großartig!

Der freie Schmetterling

Stellen Sie sich vor, Sie wären ein wunderschöner bunter Schmetterling. Ihre Lieblingsfarben auf Ihren Flügeln strahlen in der Sonne. Sie fliegen fröhlich in der warmen Luft umher und setzen sich mal hier und mal dort auf eine herrlich duftende Blüte, um ihren süßen Nektar zu trinken. Welch wundervoll freies Leben.

Doch nach und nach spüren Sie, wie Ihre Flügel immer schwerer werden. Es fliegt sich gar nicht mehr so leicht und lustig. Es ist, als ob feine, durchsichtige Fäden Sie festhalten würden. Sie möchten weiter unbeschwert fliegen und schweben und sich von den Sonnenstrahlen küssen lassen. Aber Sie werden immer stärker am Boden festgehalten, bis Sie am Ende so sehr heruntergezogen werden von den Fäden, dass Sie gar nicht aufsteigen können. Ein herrlich leichter, bunter Schmetterling, der am Boden kauern muss.

So geht es Ihnen symbolisch, wenn zu viele Zwänge und Anforderungen Sie belasten wie die durchsichtigen Fäden. Man nimmt sie im Alltag gar nicht so direkt wahr, denn Verantwortung für andere und Pflichterfüllung gehören ja dazu. Doch zu viel beschwert immer mehr. Auch körperlich werden Sie durch Ihre Pfunde immer beschwerter und können sich gar nicht mehr so leichtfüßig bewegen. Sie brauchen aber unbedingt wieder Ihre ursprüngliche Leichtigkeit und Unbeschwertheit. Die darf ruhig sein! Auch wenn man Verantwortung hat, sollte sie möglichst nicht so schwer wiegen, dass man selbst nicht mehr bunt und frei leben kann. Es ist zugegebenermaßen gar nicht so leicht, hier eine gute Balance zu finden. Ihr Übergewicht zeigt Ihnen aber, dass es wirklich Zeit ist, wieder mehr für sich selbst da zu sein, wieder leichter und beschwingter zu werden. Wieder die Farben des Lebens zu spüren!

So geht's:

- Befreien Sie den Schmetterling und damit auch sich selbst von den Fäden und Bereichen, die den Schmetterling und Sie symbolisch am Boden halten und beschweren.

- Zeichnen Sie auf ein DIN-A3-Blatt einen großen Schmetterling. Malen Sie ihn richtig bunt an, so wie er Ihnen am besten gefällt.

- Anschließend malen Sie mindestens vier Fäden an den Schmetterling, die ihn symbolisch am Boden halten. Sie können alternativ auch Wollfäden ankleben.

- Beschriften Sie nun die gezeichneten Fäden oder die Wollfäden. Schreiben Sie an die Fäden, welche Probleme oder Hindernisse den Schmetterling davon abhalten, frei zu fliegen.

- Benennen Sie Ihre wichtigsten Hemmnisse.

- Trennen Sie nun die Fäden mit einer Schere durch. Machen Sie das ganz bewusst als symbolische Handlung. Diese Hemmnisse sollen Sie nicht mehr belasten. Vertrauen Sie darauf, dass Sie in der nächsten Zeit gute Ideen haben werden, wie Sie die Hemmnisse auch konkret im Alltag auflösen können, zum Wohle aller.

- Lassen Sie nun Ihren befreiten Schmetterling »fliegen«. Sie können ihn wirklich draußen fliegen lassen, oder Sie setzen ihn in Ihrer Wohnung oben auf einen Schrank, um Sie daran zu erinnern, dass auch Sie leichter leben können.

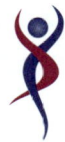

Sanfte Alltagsbewegungen – statt hektischer Anstrengungen

Brainwalking

Bestimmt kennen Sie Walken oder Nordic Walking. Walken ist im Grunde und sehr vereinfacht gesagt ein zügigeres Gehen, bei dem man auch die Arme im natürlichen Schwung mitnimmt und somit mehr Kalorien verbraucht als beim gemütlichen Spazierengehen. Und Brainstorming kennen Sie bestimmt auch. Das ist das schnelle Drauflossammeln von Ideen. Wenn man jetzt noch als dritten Bestandteil positive Affirmationen hinzufügt, ist man schon beim Brainwalking. Und das ist etwas ziemlich Neues. Sie gehen nicht nur zügig durch die Gegend, walken also, sondern beschäftigen sich gleichzeitig mit positiven Affirmationen. Dies sind Sätze mit motivierendem und unterstützendem Inhalt wie:

- Ich schaffe das.
- Mit jedem Schritt werde ich schlanker.
- Abnehmen macht mir Spaß.

Wichtig ist, dass die Affirmationen immer positiv formuliert sind, also nicht etwa: »Ich will keine überflüssigen Kilos mehr haben.« Denn so nehmen Sie hauptsächlich »überflüssige Kilos« wahr, die dann eher haften bleiben. Überlegen Sie sich also positive Aussagen, die ganz speziell für Sie bestimmt sind. Was motiviert Sie am besten?

Wenn Sie sich nun eine wunderschöne Route zum Walken aussuchen, nehmen Sie die positiven Affirmationen einfach mit. Sie können Ihre motivierenden Botschaften leise vor sich hinmurmeln oder sie auch in Gedanken aufsagen. Je häufiger Sie solche Brainwalk-Runden drehen, desto besser werden Sie sich fühlen.

So geht's:

- Wählen Sie für Ihren ersten Brainwalk eine bekannte Strecke aus, die Sie gehen möchten. Sie sollte möglichst angenehm und im Grünen sein. Später probieren Sie auch neue Wege aus.

- Schreiben Sie vorher fünf Kärtchen mit positiven Affirmationen, die Sie ermutigen und die für Sie persönlich passen. Ganz wichtig ist, dass Sie diese positiven Aussagen auch annehmen können. Wenn man nämlich denkt, dass das sowieso nicht stimmt, klappt es auch nicht so gut. Positive Aussagen sind zum Beispiel:

  - Schritt für Schritt komme ich meinem Wunschgewicht näher.

  - Mit jedem Schritt schmilzt etwas Fett.

  - Die frische Luft gibt mir mehr Energie.

  - Mit jedem Schritt steigt mein Selbstbewusstsein.

  - Nach jeder Runde fühle ich mich fitter.

- Ziehen Sie sich ein Kärtchen und sagen Sie sich den Satz für zehn Minuten in Gedanken oder auch laut vor. Wiederholen Sie ihn beim Walken zehn Minuten lang. Das müssen Sie nicht ununterbrochen machen, aber alle paar Schritte ganz bewusst.

- Nach etwa zehn Minuten ziehen Sie eine neue Karte und sagen sich die nächste Affirmation vor – wieder zehn Minuten lang, während Sie weiterwalken.

- So geht es weiter, bis Sie alle Kärtchen gezogen haben. Jetzt sind Sie 50 Minuten gewalkt mit gleichzeitigem Braintraining.
- Sie können die Zeit natürlich variieren. Für 30 Minuten Brainwalking ziehen Sie entsprechend nur drei Karten.

Aufrecht gehen

Eine aufrechte Körperhaltung kann Ihr Appetitgefühl tatsächlich deutlich verringern. Eigentlich ist es gar nicht so schwer, aber im Alltag denkt man einfach nicht so oft an eine aufrechte Haltung und fällt immer wieder in die etwas gebeugte »Schonhaltung« zurück. Doch aufrechte Menschen strahlen automatisch viel mehr Selbstbewusstsein aus. Man kann sich selbst besser präsentieren und wirkt viel offener. Vielleicht fallen Ihnen auch häufiger Menschen auf, die eine tolle Ausstrahlung haben. Dabei ist es gar nicht so, dass diese Menschen besonders gut aussehen. Darauf kommt es gar nicht an. Vielmehr ist es die Körperhaltung, die bestimmte Signale aussendet und das Wohlgefühl enorm steigert. Wenn Sie glücklich oder vielleicht frisch verliebt sind, gehen Sie meistens viel aufrechter und mit Schwung durch den Tag. Dieser Schwung muss aber gar nicht auf besondere Momente beschränkt bleiben. Überlegen Sie: Was richtet Sie auf? Im wahrsten Sinne des Wortes. Was verleiht Ihnen vielleicht sogar Flügel?

Sie wissen es noch nicht? Dann probieren Sie die Flügel-Übung. Stellen Sie sich vor, dass an Ihrem Rücken ein sehr großes Paar Flügel ist, sehr weit und ausladend, am besten in Ihrer Lieblingsfarbe. Die Flügel haben natürlich ein entsprechendes Gewicht, das Sie gerade stehen und gehen lässt. So nehmen die Flügel auch einen gewissen Raum hinter Ihnen ein und ragen an den Seiten ein bisschen über Sie hinaus. Es sieht in Gedanken wirklich sehr majestätisch aus. Wenn Sie jetzt gehen, strahlen Sie ganz selbstverständlich aus, dass Sie für sich mehr Platz brauchen und dabei sehr aufrecht gehen.

So geht's:

- Wenn Sie lange am Schreibtisch arbeiten, strecken und recken Sie sich zwischendurch immer wieder. Strecken Sie Ihre Arme weit aus und denken Sie auch an Ihre Beine. Um einem Venenstau vorzubeugen, strecken Sie Ihr Bein unter dem Tisch weit aus und wippen Sie mit dem Fuß vor und zurück. Ziehen Sie die Zehenspitzen an und strecken Sie sie wieder. Diese Pumpbewegung lässt Ihr Blut wieder besser fließen.

- Setzen Sie sich auf einen Stuhl. Stellen Sie sich nun vor, dass Sie nach oben gezogen werden. Sie werden ganz gerade und richten sich immer weiter auf. Stehen Sie nun auf und gehen Sie durch den Raum. Merken Sie, wie sich Ihre Haltung verändert hat?

- Stellen Sie sich vor, dass alles, was Sie tun, von anderen mit Wohlwollen betrachtet wird. Sie können gar nichts falsch machen. Sie tun in jedem Moment das Richtige und erfahren viel Rückhalt. Halten Sie dieses Gefühl fest. Gehen Sie genauso durch die Straßen.

- Machen Sie die Sonnen-Übung: Stellen Sie sich auf die Zehenspitzen und strecken Sie die Arme ganz weit nach oben. Nun gehen Sie kleine Seitwärtsschritte und kreisen dabei die Arme wie Sonnenstrahlen, die sich bewegen. Machen Sie große, ausladende Kreisbewegungen. Gehen Sie nun auf Zehenspitzen und Seitwärtsschritten wieder an Ihren Ausgangspunkt zurück. Wenn Sie mögen, hören Sie dazu eine besonders schöne und beschwingte Melodie. Auch bei dieser Übung werden Sie hinterher einen großen Unterschied spüren.

Bewegung mit allen Sinnen

Bewegung muss Spaß machen. Für manchen ist eine tägliche Joggingrunde einfach nichts, weil sie mitunter eintönig werden kann. Es sei denn, man motiviert sich selbst durch das anschließende gute Gefühl oder passende Musik beim Laufen. Bewegung muss aber gar nicht immer etwas Vorgegebenes sein. Ermuntern Sie doch wieder das Kind in Ihnen, einfach wieder die Freude an der Bewegung zu spüren. Haben Sie Kinder beobachtet, die herumtollen? Sie müssen immer irgendwie in Bewegung sein: rennen, mit den Armen schlenkern, irgendwo hindurchkrabbeln, rückwärtslaufen oder einfach ihre Körpergrenzen ausprobieren. Wer kann am längsten auf einem Bein stehen? Wer schafft es, sich fünfmal im Kreis zu drehen oder an einem Ast zu baumeln? Keine Sorge. Sie sollen jetzt nicht völlig über die Stränge schlagen. Aber probieren Sie doch mal wieder aus, wie es ist, mit weit geöffneten Armen barfuß über eine Wiese zu laufen und die Sonnenstrahlen bewusst zu spüren. Wie fühlte es sich noch einmal an, in einem See zu schwimmen ... bis zu der kleinen Insel? Und wie war es, bis in den Himmel schaukeln zu können?

Viele schöne Kindheitserinnerungen haben mit Bewegung oder Entdeckungen zu tun. Seien Sie wieder neugierig. Begeben Sie sich auf eine Kindheitsreise, und spüren Sie noch einmal, was Ihnen damals gutgetan hat. Können Sie es heute noch einmal ausprobieren? Und wie geht es Ihnen damit? Fallen Ihnen Dinge von damals heute leichter oder schwerer? Bestimmt können Sie dieses Glücksgefühl wieder neu für sich entdecken.

So geht's:
- Erinnern Sie sich noch an die Bewegungen, die Ihnen als Kind immer Spaß gemacht haben? Kommt Ihnen das komisch vor? Probieren Sie sie doch einmal wieder aus.

- Ist in Ihrer Nähe, vielleicht im Park oder im Wald, ein Trimm-dich-Pfad? Der macht auch heute noch Spaß. Ansonsten gestalten Sie einfach Ihren eigenen kleinen Fitness-Parcours.

  - Heben Sie einige Male einen Ast über Ihren Kopf wie ein Gewichtheber.

  - Balancieren Sie über einen Baumstamm.

  - Springen Sie mit kleinen Schritten über Wurzeln.

  - Halten Sie sich an einem (stabilen) Ast fest und lassen Sie die Beine ein bisschen baumeln.

  - Sprinten Sie eine kurze Strecke.

- Gehen Sie auf einen Spielplatz (der muss ja nicht in Ihrer Nähe sein, wenn es Ihnen etwas peinlich sein sollte). Manchmal gibt es auch tolle Abenteuerspielplätze. Rutschen Sie mal wieder ausgiebig oder schaukeln Sie richtig hoch – wie früher, als Sie die Wolken erreichen wollten. Krabbeln Sie durch Tunnel und wagen Sie eine Partie am Klettergerüst. Da kommt man schon etwas ins Schwitzen.

- Wissen Sie noch, wie es früher als Kind am Strand war? Laufen Sie am Strand entlang und sammeln Sie tolle Muscheln. Bauen Sie eine richtig große Sandburg. Das machen auch viele Erwachsene noch gern. Breiten Sie die Arme aus und genießen Sie den Wind, der Sie streichelt.

- Gehen Sie wieder einmal barfuß über eine Wiese oder laufen Sie einen Natur-Pfad entlang. Das ist eine hervorragende Aktivierung der Energiepunkte und wirkt fast so gut wie eine Fußreflexzonenmassage. Sie fühlen sich hinterher richtig fit.

Geführte Touren mit Spaß

Wenn Sie nicht alleine unterwegs sein wollen, schließen Sie sich doch einer netten Gruppe an. Entdecken Sie Ihre Stadt doch einmal wie ein Tourist. Oft werden geführte Touren angeboten. Manchmal auch zu sehr verschiedenen Themen wie zum Beispiel:

* Nachtwächter-Touren
* Kunst-Spaziergänge
* historisches Sightseeing
* Heilkräuter-Touren
* geführte Spaziergänge mit Tierbeobachtung (wird oft von Naturschutz-Organisationen angeboten)
* Foto-Touren
* Spaziergänge mit Stopps zum Malen

Diese Touren bringen Ihnen oft ganz neue Sichtweisen und Perspektiven. Falls in Ihrer Stadt keine Touren angeboten werden, verabreden Sie sich mit Freunden und organisieren Sie selbst eine kleine Tour. Jeder kann etwas beitragen: Einer plant Foto-Stopps, der andere erzählt etwas über die seltenen Pflanzen, die Sie sehen, und wieder ein anderer berichtet vielleicht über geschichtliche Hintergründe. Das benötigt zwar ein bisschen Vorbereitung, wird aber umso interessanter.

Wenn Sie lieber eine Tour alleine machen wollen, suchen Sie sich ein Motto aus: Vielleicht möchten Sie einmal bewusst auf die Naturgeräusche achten, oder Sie unternehmen einen Duft-Spaziergang und erschnuppern die verschiedensten Wildblumen. Sie können auch selbst einen kleinen Stadtführer gestalten und die besten Aussichtspunkte zusammenstellen. Sie sehen, es gibt zahlreiche Möglichkeiten.

So geht's:

- Nehmen Sie einen Kompass und laufen Sie immer einer Himmelsrichtung nach. Wohin kommen Sie?

- Lernen Sie doch mal wieder etwas mehr Ihre unmittelbare Natur kennen. Nehmen Sie sich für einen Spaziergang ein Pflanzen- und Tierbestimmungsbuch mit und schauen Sie nach, wie die Bäume und Sträucher heißen, an denen Sie vorübergehen. Welche Tiere können Sie bei Ihrem Spaziergang entdecken?

- Gehen Sie unbekannte Pfade im Wald.

- Suchen Sie sich eine schöne Route aus, die Sie tagsüber gehen. Wie verändert sich die Landschaft, wenn Sie diese Route in der Abenddämmerung gehen? Und wie sieht Sie ganz frühmorgens aus? Lauschen Sie auch auf die Geräusche. Wie ist die Stimmung?

- Gehen Sie jede Woche einen Rundweg, und machen Sie dabei an den gleichen Stellen Fotoaufnahmen. Am Ende des Jahres haben Sie ein wunderschönes Album mit dem Wechsel der Jahreszeiten. Sie werden überrascht sein, wie schön die Landschaft noch im Nachhinein wirkt.

- Spazieren Sie durch verschiedene Vororte Ihrer Stadt. Wie verändern sich die Häuser oder Geschäfte?

- Schauen Sie sich wie ein Tourist die besonderen Sehenswürdigkeiten Ihrer Stadt an. Welche würden Sie empfehlen?

Haus- und Gartenarbeit

Sehen Sie Haus- und Gartenarbeit positiv. Beides unterstützt Sie durch sanfte Bewegung beim Abnehmen. Bei jedem Staubsaugen, Wäscheaufhängen oder Spülen verbrauchen Sie ganz nebenbei eine Menge Kalorien. Gleichzeitig trainieren Sie beim Fensterputzen Ihre Armmuskeln, beim Wischen Ihre Oberschenkel und sowieso Ihre Balance.

Wussten Sie, wie viele Kalorien pro halbe Stunde die meisten Tätigkeiten verbrauchen?

Die Wohnung durchwischen, Wischlappen auswringen und wieder wegräumen verbraucht schon in einer halben Stunde etwa 120 Kalorien. Dafür müssten Sie erst mal 15 Minuten schwimmen, um genauso viele Kalorien zu verbrauchen – und Ihre Wohnung würde nicht so glänzen.

Auch das lästige Aufräumen hat es in sich. Dadurch, dass man durch viele Zimmer laufen muss, sich bückt, Dinge hochhebt und woanders wieder einsortiert, verbraucht man in einer halben Stunde schon wieder etwa 100 Kalorien.

Dies wird noch getoppt vom Staubsaugen mit 120 Kalorien.

Auch das Spülen liegt immerhin noch bei 80 Kalorien, weitaus besser als nur den Geschirrspüler ein- oder auszuräumen für etwa 30 Kalorien. Also lieber wieder mit der Hand spülen.

Besonders in sich hat es allerdings die Gartenarbeit. Beim Rasenmähen verbrauchen Sie in der halben Stunde etwa 200 Kalorien, so viel wie ein Radfahrer. Und auch das Einsammeln der Gartengeräte lohnt sich, denn hierzu benötigen Sie etwa 100 Kalorien. Wenn das kein Ansporn ist, wieder gründlich Hausputz zu machen und den Garten umzugraben!

Doch alle Tätigkeiten können Sie sogar zu einem kleinen Krafttraining ausbauen, das Sie noch mehr in Schwung bringt. Hier sehen Sie, wie das geht.

So geht's:

- Staubsaugen: Arbeiten Sie mit den Oberarmen und machen Sie gleichzeitig bei jeder Bewegung mit dem Staubsauger einen großen Ausfallschritt. Das sieht zwar etwas ungewöhnlich aus, wirkt aber hervorragend.

- Bügeln: Gehen Sie dabei ein bisschen in die Knie (im wahrsten Sinne des Wortes und nicht nur vor den riesigen Bügelbergen). Halten Sie diese Stellung, wobei der Oberkörper gerade bleibt, einige Minuten. Spüren Sie schon das Ziehen in den Oberschenkeln? Diese werden ganz nebenbei gekräftigt.

- Spülen oder Zähneputzen: Stehen Sie abwechselnd auf einem Bein und wippen Sie dabei ein bisschen. Gut für die tieferliegenden Muskeln.

- Müll rausbringen: Gehen Sie häufiger auch für kleinere Mengen. So kommen Sie noch mehr in Schwung.

- Gartenarbeit: Gehen Sie abwechselnd in die Hocke und strecken Sie sich.

- Fernsehen: Verzichten Sie häufiger mal auf die Fernbedienung und gehen Sie einfach jedes Mal zu Ihren Geräten, wenn Sie umschalten oder die Lautstärke einstellen wollen.

Bauen Sie kleine Bewegungen in alle Arbeiten ein, die für Sie langweilig oder nur Routine sind. So haben auch diese Tätigkeiten einen motivierenden Effekt und Sie noch ein bisschen mehr Bewegung.

Plauderstunde draußen

Sie kennen das bestimmt auch: Man freut sich auf seine Freunde oder möchte mal wieder mit guten Bekannten zusammen sein – und schon denkt man automatisch ans Essen. Auch wenn es nur Kleinigkeiten sind, die man auftischt. Aber irgendwie sind die Teller immer ganz schnell leer, weil es ja gemeinsam so gut schmeckt und man mal nebenbei noch ein bisschen knabbert. So war das Treffen zwar wunderschön, aber hinterher fühlt man sich irgendwie voller, als man eigentlich wollte.

Doch das muss nicht so sein. Probieren Sie etwas ganz Neues: Verabreden Sie sich mit Ihren Freunden zu einer Plauderstunde zu Fuß! Statt sich zu Hause oder im Café zu treffen, wählen Sie einen besonders schönen Ort in der Natur aus. Hier bieten sich viele Möglichkeiten wie Stadtparks, Felder, Wälder oder Gegenden an, die Sie noch nicht so gut kennen. Die Landschaft inspiriert Sie bestimmt zu netten Plauderrunden. Und draußen mit weitem Blick lassen sich viele Themen einfach viel besser besprechen.

Besonders Spaß macht auch eine Plauderstunde auf dem Fahrrad. Wenn Sie nicht direkt von der Haustür aus losfahren können, ist es auch möglich, sich Fahrräder an einem schönen Ort auszuleihen. Beim Fahrradfahren trainieren Sie besonders gut Ihre Kondition, und Sie entdecken gleichzeitig noch eine neue Landschaft. Wenn Sie es wieder gemütlicher haben wollen, schieben Sie Ihre Fahrräder einfach ein Stück.

Und natürlich bietet sich auch ein kleines Picknick an, vielleicht mit frischen Obstspießen oder Gemüsedips. Ihre Freunde werden bestimmt überrascht sein.

So geht's:
- Verabreden Sie sich mit Freunden nicht zu Hause, sondern einfach einmal draußen. Vielleicht auf einer schönen Wiese,

in einem Park oder im Wald. So kommen Sie erst gar nicht in Versuchung, Kekse, Süßes oder auch Knabbersachen aufzutischen.

- Bei der Plauderstunde draußen ist Bewegung garantiert. Gehen Sie zügig spazieren. Die frische Luft, die Natur und die wohltuende Aussicht klären schon viele Probleme – und oft viel besser als drinnen.

- Probieren Sie gemeinsam neue Bewegungen aus. Gehen Sie einmal in einem besonders schnellen Tempo und verlangsamen Sie dann wieder. Nutzen Sie kleine Hindernisse wie Pfützen zum Drüberspringen.

- Wählen Sie auch noch wenig begangene Trampelpfade, die über ganz anderen Boden führen. Hier ist Ihre Balance gefragt.

- Erkunden Sie bei Ihrer Plauderstunde neue Gegenden. So kann man gleichzeitig viel entdecken.

- Eine Plauderstunde draußen ist auch ein tolles Gemeinschaftserlebnis: »Weißt du noch damals, bei unserem Picknick unter dem großen alten Baum, als sich drei Schmetterlinge auf unsere Nasenspitzen gesetzt haben?«

- Wenn Sie mit dem Fahrrad unterwegs sind, nehmen Sie eine Decke mit für wunderschöne Ruhemomente an tollen Aussichtspunkten.

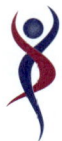

Genussvolle Achtsamkeit – statt stressiger Betriebsamkeit

Achtsam einkaufen

Nach der Arbeit noch in den Supermarkt oder mit quengelnden Kindern noch schnell für das Mittagessen einkaufen – häufig ist der Einkauf eher mit Stress als mit Wohlbehagen verbunden. Oftmals lassen wir uns verleiten, einfach noch dieses oder jenes in den Einkaufswagen zu legen, was wir eigentlich gar nicht brauchen. Und wenn man dann noch an die vollen Kassen denkt, möchte man den Einkauf am liebsten einfach nur schnell hinter sich bringen.

Soweit ist das auch völlig in Ordnung. Doch leider verhindert unser rasanter und manchmal auch unbewusster Einkauf gerade den Genuss. Denn wer achtet schon darauf, welch eine herrliche Auswahl an Lebensmitteln unterschiedlicher Arten wir haben? Wenn Sie die Obst- und Gemüseabteilung betrachten – ist Ihnen da noch bewusst, dass man sich angesichts der Fülle und Vielfalt schon fast wie im Garten Eden fühlen kann? Und die vielen Regale mit den unterschiedlichsten schmackhaften und duftenden Produkten! Fühlt man sich nicht eigentlich reich, dass man so auswählen kann?

Wenn Sie einmal ganz bewusst durch den Supermarkt, den Biomarkt oder über den Wochenmarkt schlendern, dann können Sie über die angebotene Vielfalt eigentlich nur staunen. Nehmen Sie die Waren mit allen Sinnen wahr:

• Sehen Sie die wunderschönen Farben und Formen der Früchte und des Gemüses.

• Riechen Sie an frischen Zutaten wie Kräutern ebenso wie an Packungen.

• Fühlen Sie die Nahrung. Nehmen Sie ruhig Dinge in die Hand.

• Lauschen Sie den Geräuschen, wenn Sie auf eine Frucht klopfen oder eine Packung vorsichtig schütteln.

• Schmecken Sie einzelne Kostproben.

So geht's:

• Nehmen Sie sich für das Einkaufen Zeit. Überlegen Sie schon zu Hause, was Sie wirklich brauchen, so dass Sie nicht viele Dinge kaufen, die Sie gar nicht benötigen. Gehen Sie deshalb auch nur wirklich sehr satt einkaufen.

• Lassen Sie sich vor allem in der Obst- und Gemüseabteilung von den vielen Farben inspirieren. Welche Farben der Früchte sprechen Sie besonders an? Was sieht lecker aus? Was würden Sie wirklich einmal gerne probieren?

• Trauen Sie sich, auch unbekannte Produkte zu kaufen, selbst wenn Sie gar nicht wissen, wie sie schmecken oder wie man sie isst. Haben Sie schon einmal die leckeren süßen Litschis probiert oder die Sternfrucht gegessen? Gönnen Sie sich einmal den Genuss des Unbekannten. Im Internet finden Sie schnell viel mehr über die Früchte heraus und wie man sie zubereiten kann. Sie werden sehen: Neues Essen zu entdecken macht Spaß! Und das Beste: Schlemmen Sie, so viel Sie wollen, da Obst und Gemüse nur sehr wenig Kalorien haben.

• Kaufen Sie keine großen Vorratspackungen von Produkten aus dem Kühlregal. Sehr schnell hat man ein schlechtes Gewissen, wenn man den großen 500-Gramm-Becher Joghurt nicht aufisst. Kaufen Sie lieber die kleineren Versionen. In Glasgefäßen sind sie auch umweltfreundlich.

- Gehen Sie bewusst und achtsam durch das Geschäft oder über den Markt. Genießen Sie die Gerüche und die Auslagen. Erfreuen Sie sich an der Vielfalt, die wir genießen dürfen.

Bevor Sie achtsam genießen

Sie haben schon in vorigen Kapiteln erfahren, dass wir gar nicht immer nur essen, weil wir Hunger haben. Wir greifen oft zu einem Schokoriegel, einem Stück Käse oder Erdnüssen, wenn wir gerade gestresst sind und uns nicht in unserer Mitte fühlen. Essen soll uns dann beruhigen und zufriedener stimmen. Oft gelingt dies auch. Die vielen angefutterten Kilos sprechen aber eine andere Sprache. Essen als Ersatzbefriedigung ist also nicht unbedingt die beste Lösung.

Achten Sie doch einmal darauf, ob Sie wirklich Hunger haben oder nur Appetit verspüren. Haben Sie schon einmal bemerkt, dass Sie auf einmal so richtig Lust auf ein leckeres Eis bekommen, wenn Sie an einem Eiscafé vorbeigehen, oder plötzlich einen Heißhunger auf Knuspriges haben, wenn Sie an einem Imbiss entlangkommen? Hunger ist das natürlich nicht, sondern lediglich Appetit. Auch wenn wir ein vages Gefühl haben und etwas unschlüssig vor dem Kühlschrank stehen, was wir wohl essen sollten, ist dies auch eher Appetit als Hunger.

Das Gefühl des Appetits zeigt uns eigentlich, dass wir momentan nicht im Gleichgewicht sind. Statt jetzt die Kühlschrankstrategie anzuwenden und dieses kleine Gefühl des Unwohlseins mit Essen zu beschwichtigen, sollten wir uns lieber einen Moment Auszeit gönnen und genau nachspüren, was wir stattdessen benötigen. Oft kommt man dann auf ganz andere Bedürfnisse. Vielleicht brauchen Sie einen Moment Ruhe, wenn Sie gerade überanstrengt sind. Vielleicht benötigen Sie auch etwas Bewegung, um sich wieder besser zu fühlen. Manchmal genügt auch eine Umarmung oder ein bisschen Trost. Wenn Sie gerade niemand trösten kann, hören Sie sanfte Musik oder kuscheln Sie sich in eine flauschige Decke ein. Sie werden sehen, dass der Appetit ganz schnell vorbei ist, wenn Sie Ihre wirklichen Bedürfnisse befriedigen.

So geht's:

- Bevor Sie Ihren Kühlschrank öffnen, spüren Sie erst einmal in sich hinein. Wie geht es Ihnen gerade? Fühlen Sie sich wohl und entspannt oder gerade eher gestresst oder traurig? Falls Sie sich unwohl fühlen, greifen Sie noch nicht zum Essen. Gehen Sie erst Ihren Gefühlen auf die Spur.

- Keine Sorge: Analysieren Sie jetzt nicht Ihren ganzen Tag, um herauszufinden, woher Ihre Gefühle kommen. Wenn Sie möchten, können Sie das noch immer tun, wenn Sie satt sind. Es geht nur darum, überhaupt Ihre Gefühle wahrzunehmen, bevor Sie automatisch etwas essen, um sich besser zu fühlen, denn das ist kein Hunger, sondern eine Strategie, um zum Beispiel Frust zu mildern.

- Machen Sie nun eine klitzekleine Pause, und atmen Sie ein paar Mal tief durch. Wo ist das Gefühl? Hat es eine bestimmte Farbe? Auch wenn es unangenehm ist, lassen Sie sich ein bisschen in das Gefühl fallen, so als wollten sie es richtig auskosten wie einen köstlichen Eisbecher. Sehr wahrscheinlich lässt die Intensität des Gefühls jetzt schon ein bisschen nach.

- Trinken Sie ein halbes Glas frisches Wasser. Stellen Sie sich dabei vor, wie das klare Wasser auch Ihren Körper reinigt und erfrischt, alte Gefühle einfach wegspült.

- Überlegen Sie sich nun, ob Sie wirklich noch Hunger haben oder auch etwas anderes Schönes tun können, um sich zu beruhigen, wie zum Beispiel eine CD hören, etwas lesen, einen Spaziergang unternehmen.
- Falls Sie jetzt Hunger bekommen, ist es wirklich Hunger.

Achtsame Wohlfühlumgebung

Kennen Sie das auch, dass Sie mal eben auf die Schnelle einen Apfel essen oder im Weggehen noch einen Müsliriegel kauen? Oft isst man dann ziemlich unbewusst oder eigentlich mehr, als man wollte, ohne überhaupt richtig satt zu werden. Um wieder ein richtiges Gefühl für das Essen zu bekommen, ist es wichtig, sich einerseits ausreichend Zeit zu nehmen und andererseits eine schöne Wohlfühlumgebung zu schaffen.

Verzichten Sie vor allem auf Multitasking beim Essen. Wenn Sie per Handy erreichbar sind, stört das natürlich die entspannte Atmosphäre. Schalten Sie am besten Handy und Computer beim Essen aus. Verzichten Sie auch darauf, nebenbei noch schnell etwas zu lesen. Sonst essen Sie eher unbewusst und bekommen wahrscheinlich gar nicht mit, wann Sie wirklich satt sind. Das Essen rauscht dann nebenbei einfach vorbei.

Sie kennen doch bestimmt den Zen-Spruch: Wenn ich gehe, dann gehe ich, wenn ich sitze, dann sitze ich. Und wenn Sie essen, dann essen Sie – und sonst nichts. Essen ist Genuss und Freude und kann mit allen Sinnen erfahren werden.

Achten Sie auf eine ansprechende Umgebung, in der Sie sich wohlfühlen. Auch wenn Sie nur ganz allein essen, sollten Sie doch Wert auf ein wohltuendes Ambiente legen. Das muss gar nicht aufwendig sein, vermittelt Ihnen aber die wohltuende Bedeutung des Essens.

So geht's:

- Wenn Sie eine Mahlzeit wie zum Beispiel das Mittagessen zu sich nehmen und es achtsam genießen wollen, decken Sie dafür richtig schön den Tisch, mit allem, was für Sie dazugehört. Das können eine freundliche Tischdecke oder harmonische Sets sein, schönes Besteck, eine Kerze in der Mitte, vielleicht Tischläufer oder eine passende Deko zur Jahreszeit oder zu Ihren Gefühlen. Dazu haben Sie keine Zeit? Versuchen Sie es! Der Aufwand, den Tisch zu decken, ist nicht groß und benötigt höchstens fünf Minuten, während das Essen schon brutzelt. Ein gedeckter Tisch zeigt Ihnen aber die Bedeutung des Essens. Er lädt ein, sich Zeit zu nehmen und bewusst zu genießen.

- Setzen Sie sich beim Essen generell am besten immer hin, auch wenn Sie nur einen Joghurt im Stehen löffeln wollen oder schnell einen Apfel essen. Hinsetzen fördert die Achtsamkeit und bringt Sie beim Essen zur Ruhe.

- Nehmen Sie sich Zeit für das Essen, auch wenn es nur eine Kleinigkeit ist. Essen Sie nicht, wenn Sie in Hektik sind. Zehn Minuten für einen kleinen Imbiss passen bestimmt immer. Je wertvoller Ihre Zeit für das Essen ist, desto mehr können Sie es genießen und bewusster erleben. Und Sie wissen ja: Je bewusster wir essen, desto besser werden und bleiben wir schlank.

Zelebrieren Sie Ihr Essen

Ganz wichtig: Nehmen Sie sich zum Essen immer ausreichend Zeit. Das müssen ja nicht gleich Stunden sein, aber der Genuss sollte unbedingt im Vordergrund stehen. Wenn Sie bewusst essen, haben Sie viel besser die Möglichkeit, das Essen auch richtig zu genießen. Machen Sie doch einfach einmal eine kleine Geschmacksübung zu Hause. Wählen Sie hierzu Essen mit unterschiedlicher Konsistenz wie weich, hart, glatt oder saftig. Sie können hierzu eine Rosine, einen Walnusskern, ein Stück Apfel und ein Stück Apfelsine probieren. Nehmen Sie nun die Rosine in den Mund, und spüren Sie einmal genau Ihre Konsistenz. Wie fühlt sie sich an? Und wie fruchtig ist das Apfelsinenstück im Mund? Und der Apfel mit seiner glatten Schale?

Sie können aber auch Essen der gleichen Konsistenz in unterschiedlichen Geschmacksrichtungen nehmen wie beispielsweise Joghurt. Suchen Sie sich hierzu fünf verschiedene Joghurts in Ihren fünf Lieblingsgeschmacksrichtungen aus, wie etwa Erdbeere, Kirsche, Blaubeere, Vanille und Himbeere. Geben Sie nun je einen großen Löffel Joghurt in je ein Schälchen oder auf kleine Teller. Lassen Sie nun Ihre Augen geschlossen und vertauschen Sie die Teller, oder am besten lassen Sie die Teller von jemandem vertauschen. Nun probieren Sie ganz bewusst die einzelnen Joghurtsorten. Wie schmeckt es, wenn Sie nicht eindeutig wissen, welche Geschmacksrichtung Sie vor sich haben? Können Sie den Geschmack sofort eindeutig erkennen? Verändert sich vielleicht der Geschmack Ihres Lieblingsjoghurts? Können Sie einzelne Früchte herausspüren?

So geht's:

- Benutzen Sie beim Essen kleinere Teller. Wenn Sie einen kleinen Teller vollpacken, haben Sie das Gefühl, sehr viel zu essen, ohne aber wirklich zuzunehmen. Wenn Sie einen größeren Teller nur halb befüllen, hat man oft das Gefühl, dass das eigentlich zu wenig ist, obwohl die gleiche Menge wie beim vollen kleinen Teller darauf ist.

- Sie können auch Geschirr in eher dunkleren oder kühlen Farben benutzen. Hierbei verringert sich automatisch der Appetit. Wenn Sie aber Ihr Lieblingsgeschirr benutzen wollen, das nun mal gelb oder weiß ist, geht das natürlich auch. Achten Sie dann aber noch etwas mehr auf bewusstes Essen.

- Trinken Sie vor der Mahlzeit erst einmal ein Glas Wasser. Dies erfrischt und löscht den Durst. Oftmals ist es nämlich so, dass wir Hunger mit Durst verwechseln. Also bei Hunger erst einmal ein Glas Wasser trinken. So ist der Magen zudem schon etwas gefüllt und benötigt nicht mehr so viel Nahrung. Trinken Sie auch das Wasser in kleinen Schlucken sowie sehr bewusst und achtsam.

- Garnieren Sie Ihre Mahlzeit möglichst bunt mit verschiedenen frischen Kräutern, mit kleinen Gemüsestreifen oder mit Obststücken. Je bunter und ansprechender das Essen für die Augen ist, desto zufriedener werden Sie.

- Genießen Sie jeden Bissen. Sie müssen dafür nicht betont langsam essen, aber genussvoll. Lassen Sie sich jeden Bissen wirklich auf der Zunge zergehen, und spüren Sie die feinen Nuancen der Gewürze oder die angenehme Konsistenz des Essens.

Wenn Geburtstage, Weihnachten und Co. anstehen

Wie soll man sich bloß verhalten, wenn man zu Feiern eingeladen ist und man sich nicht nur auf das Essen konzentrieren kann? Bei Einladungen und Feiern geht es ja um das Beisammensein und nicht um ein stilles Essen. Alles sieht so lecker aus und schmeckt auch gut. Dem Gastgeber möchte man ja zudem keinen Korb geben und dann nichts anrühren. Schon steckt man im Dilemma. Ähnlich ist dies auch bei Restaurantbesuchen. Achtsam essen scheint hier fast unmöglich. Aber im Grunde ist dies mit ein paar Tipps auch kein Problem. Auch in geselliger Runde können Sie noch achtsam essen und genießen. Sie brauchen sich natürlich nicht ausschließlich Ihren Speisen zu widmen, können aber trotzdem noch den Geschmack deutlich wahrnehmen. Machen Sie auch hier immer wieder mal kleine Pausen, in denen Sie sich mit den anderen unterhalten, und essen Sie dann anschließend weiter. Dies hat den Vorteil, dass Sie so noch stärker auf Ihr Sättigungsgefühl achten können. Legen Sie dazu das Besteck ruhig einen Moment zu Seite oder trinken Sie häufiger.

Und wie immer: Machen Sie sich keinen Stress. Essen Sie alles, was Sie wollen – nur ein bisschen bewusster. Das wird Ihrem Körper und Ihrem Selbstvertrauen guttun. Genießen Sie das reichhaltige Angebot und haben Sie Spaß dabei. Und Sie wissen ja: Es macht nichts, wenn Sie sich mal einen Schlemmertag gönnen. Dann essen Sie am nächsten Tag einfach wieder achtsam. Haben Sie Spaß!

So geht's:

- Suchen Sie sich bei Feiern oder im Restaurant nur das aus, was Ihnen wirklich schmeckt. Lassen Sie sich nicht dazu verleiten, etwas zu nehmen oder zu bestellen, nur weil es die meisten anderen auch nehmen.

- Achten Sie darauf, möglichst eine große Portion Salat zum Essen zu nehmen, am besten schon als Vorspeise. So sind Sie schon gut gesättigt und haben eine gute Grundlage an Vitaminen und Ballaststoffen.

- Trinken Sie ein großes Glas Wasser. Auch zum Wein oder Kaffee sollten Sie parallel immer ein Glas Wasser dazu bestellen. Dies ist in anderen Ländern ganz normal und zeugt von gutem Geschmack.

- Nehmen Sie vom Buffet kleine Portionen, anstatt sich den Teller gleich vollzuladen. Ein Buffet verführt oft dazu, mehr zu essen, als man eigentlich braucht, weil ja alles so lecker aussieht und man natürlich auch alles probieren will. Das können Sie auch tun, aber bitte immer nur in kleinen Mengen.

- Gehen Sie mit Menschen essen, die ihnen auch guttun. Wenn Sie mittags in die Kantine gehen, dann am besten mit wirklich netten Kollegen. Sie müssen sich nicht allen anschließen. Grenzen Sie sich hier ab und sagen Sie stattdessen, dass Sie lieber nur einen Imbiss zu sich nehmen, den Sie vielleicht schon von zu Hause mitgebracht haben, und etwas mehr ausspannen wollen.

- Essen Sie bei Geburtstagen nur ein Stück Kuchen statt mehrere, am besten ohne Sahne. So brüskieren Sie niemanden, können aber gut auf sich achten.

Achtsam im Alltag

Erweitern Sie Ihre Achtsamkeit auch auf Ihren gesamten Alltag. Wenn wir arbeiten, den Haushalt machen oder einfach Alltagsdinge erledigen, fragen wir oft gar nicht danach, wie wir uns fühlen. Nehmen Sie sich aber jeden Tag einen Moment Zeit, um wirklich kurz nachzuspüren, wie es Ihnen gerade geht. Fragen Sie sich wie einen guten Freund: Was brauchst du gerade? Womit kann ich dir jetzt etwas Gutes tun? Ihre Achtsamkeit sich selbst gegenüber zeigt Ihnen, ob Sie etwas Bewegung benötigen, eine kleine Entspannung oder etwas Zeit für sich.

Sie können auch einen Achtsamkeitstag einplanen. Wenn Sie morgens aufwachen, spüren Sie zunächst in Ihrem Körper nach, wie Sie sich fühlen. Entspannt? An einer Stelle angespannt? Ausgeruht oder noch ein bisschen schläfrig? Was würde Ihnen jetzt ganz spontan guttun? Sich noch einmal gemütlich einkuscheln oder erst einmal einen Schluck trinken und eine perlende Dusche genießen? Achten Sie auch einmal auf die Geräusche um Sie herum. Ist es noch still oder hören Sie Vögel? Vielleicht von draußen Stimmen oder Autos? Es geht hier nicht um eine Bewertung, sondern nur um die reine Achtsamkeit. Gibt es Gerüche, die Sie wahrnehmen? Wenn Sie sich anziehen, dann achten Sie doch einmal genau auf den Stoff. Wie fühlt sich Ihre Kleidung an, weich und fließend oder glatt und ein bisschen steif? Fühlen Sie sich darin wohl, oder ist sie eher zweckmäßig? Bitte werten Sie auch hier nicht, sondern spüren Sie einfach nur achtsam nach. Im Laufe des Tages werden Sie so viele neue Erkenntnisse gewonnen haben, die sonst meistens an uns vorbeirauschen. Schaffen Sie sich in Ihrem Alltag immer mal wieder kleine Achtsamkeitsinseln.

So geht's:

- Schaffen Sie sich, so oft es geht, kleine Ruheinseln im Alltag. Manchmal reicht schon eine Auszeit von zehn Minuten, um wieder den Kopf frei zu bekommen.

- Nutzen Sie auch Zwangsauszeiten, wenn Sie im Stau stehen, an der Kasse warten müssen oder länger im Wartezimmer beim Arzt sitzen. Statt sich zu ärgern und Stresshormone zu produzieren, können Sie diese kleine Auszeit auch genießen.

- Suchen Sie sich eine alltägliche Tätigkeit am Tag für Ihr eigenes Achtsamkeitstraining aus. Seien Sie beispielsweise an einem Tag besonders achtsam bei der Hausarbeit, an einem anderen Tag beim Kochen und am anderen Tag beim Einkaufen. So fällt Ihnen die Achtsamkeit ein bisschen leichter.

- Lauschen Sie auf Ihren Körper und gönnen Sie ihm oft ein Mini-Stretching zwischendurch.

- Machen Sie bei Ihren Tätigkeiten immer wieder bewusst kleinere Stopps. Halten Sie einfach einen Augenblick inne und spüren Sie nach, wie es Ihnen gerade geht oder was Sie brauchen. Dafür brauchen Sie nur ein paar Sekunden.

- Machen Sie ein kleines Experiment: Essen Sie einmal im Dunkeln. Werden Sie dann schneller oder langsamer satt? Wie ist Ihr Sättigungsgefühl, wenn Sie vor oder ein anderes Mal nach einem Spaziergang essen?

Seien Sie gut zu sich

Hatten Sie doch einmal wieder so richtig Heißhunger und sind ein bisschen über die Stränge geschlagen? Bitte machen Sie sich jetzt keine Vorwürfe oder ein schlechtes Gewissen, nach dem Motto: Es klappt ja sowieso nicht. Ich schaffe das einfach nicht. Jetzt ist es auch egal.

Manchmal ist die Situation einfach so, dass man ein bisschen mehr schlemmt, als einem eigentlich guttut, wie bei Geburtstagen, Betriebsfeiern, an Weihnachten oder bei anderen Festen und Gelegenheiten. Stellen Sie sich aber deshalb nicht gleich selbst infrage. Sie haben schon so viel geschafft! Machen Sie einfach am nächsten Tag wieder achtsam weiter.

Nicht immer schafft man es, wirklich achtsam zu essen. Ich kenne es selbst, dass ich ab und zu einfach mal so richtig alles essen will, ohne nachzudenken, und manchmal esse ich auch gerne mal im Stehen oder ziemlich schnell. Das ist für mich durchaus auch ein

Genuss. Lassen Sie sich nicht stressen, wenn Sie das Bedürfnis danach haben. Hören Sie immer auf Ihren Körper. Manchmal muss man einfach das Gefühl haben, alles und jedes ohne irgendwelche Regeln essen zu können. Auch das tut richtig gut! Seien Sie nicht zu streng mit sich, und gönnen Sie sich ganz bewusst auch einmal »ungesundes« Essen. Wenn Sie einen riesengroßen Appetit darauf haben und den ganzen Tag nur noch an Schokolade oder knusprige Pommes frites mit Mayonnaise denken, dann sollten Sie sich auch davon etwas gönnen. Wenn es geht, versuchen Sie auch bei diesem Genuss, in der Achtsamkeit zu bleiben. Falls es nicht geklappt hat, ist das auch kein Problem. Machen Sie einfach am nächsten Tag wieder weiter. Aber das innere Kind in uns braucht es wirklich manchmal, ganz wild und chaotisch zu essen!

So geht's:

- Sie haben schon so viel erreicht! Denken Sie an Ihre vielen Erfolge. Sie fragen sich, welche das sind? Bestimmt haben Sie schon versucht, die eine oder andere Mahlzeit achtsam zu genießen. Also ein Erfolg für Sie! Bestimmt haben Sie mindestens einmal schon kurz gewartet, bevor Sie sich das ersehnte Eis oder den Keks gegönnt haben. Wieder ein Erfolg für Sie! Bestimmt haben Sie auch vor, in der nächsten Zeit ein bisschen achtsamer zu leben und das Ganze als kleines Experiment zu betrachten. Schon wieder ein super Erfolg! Merken Sie? Sie haben schon wirklich viel geschafft. Bleiben Sie dran!

- Falls Sie häufiger Schlemmeressen bemerken, dann planen Sie am besten eine bewusste Schlemmerauszeit ein! Wenn Sie diese bewusst genießen, fühlen Sie sich hinterher nicht aufgebläht und haben auch kein schlechtes Gewissen. Denn Sie wissen ja: Alles ist erlaubt, man muss es nur bewusst tun. Und manchmal merkt man hinterher, dass es einem doch nicht so viel bedeutet hat, wie man eigentlich dachte.

- Falls Sie bei einer besonderen Gelegenheit zu viel gegessen haben, legen Sie am besten am nächsten Tag einen Obsttag ein oder essen eine Mahlzeit weniger. So kommt alles wieder in den grünen Bereich.

- Und vergessen Sie nicht, dass Essen auch einen großen Genuss bedeutet. Mit Zufriedenheit können Sie noch viel leichter abnehmen.

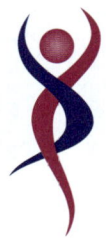

Macht's gut, liebe Kilos

Nun haben Sie schon einiges ausprobiert und vielleicht auch schon etwas an Gewicht verloren. Falls es noch nicht so viel war – keine Sorge, Ihr Körper muss sich ja erst einmal wieder umorientieren und das eigene Gewicht wieder herauskitzeln. Das ist individuell verschieden. Nehmen Sie sich hierfür die Zeit, die Sie brauchen, und zwingen Sie sich nicht.

Sie haben bestimmt schon so viel Motivation bekommen, dass Sie auf das Abnehmen neugierig geworden sind. Wenn Sie einige Übungen aus diesem Buch bereits ausprobiert haben, dann sind Sie schon einen wichtigen Schritt weitergekommen. Bleiben Sie jetzt dran. Gehen Sie den nächsten Schritt in ein unbeschwerteres Leben.

Und dann ist es Zeit, von den Kilos Abschied zu nehmen. Eine neue und leichtere Phase in Ihrem Leben beginnt. Die überflüssigen Kilos haben Ihnen bisher einen guten Dienst geleistet und dürfen sich nun verabschieden. Sie selbst werden immer leichter loslassen können. Denken Sie unbedingt daran: Tun Sie sich etwas Gutes, und spüren Sie immer nach, wie es Ihnen geht. Vertrauen Sie sich selbst. Ihr Wunschgewicht wird Ihnen folgen. Spüren Sie schon Ihr schlankes neues Ich? So langsam wird es immer deutlicher. Es wartet darauf, von Ihnen entdeckt zu werden.

Macht's gut, liebe Kilos, willkommen neues, schlankes Ich!

Alles Gute und viel Leichtigkeit
wünscht Ihnen
Jessica Lütge

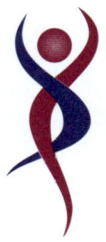

Liebe deine Kilos und du wirst schlank:

Der 10-Tage-Motivationsplan

Wollen Sie das Gelesene am liebsten sofort umsetzen? Super! Damit es Ihnen leichter fällt, habe ich für Sie ein 10-Tage-Starter-Paket zusammengestellt, denn die ersten Abnehmtage sind bekanntlich immer am schwierigsten. Danach läuft dann vieles fast wie von selbst. In den ersten Tagen bekommen Sie immer drei Übungen pro Tag. In der »Liebe-deine-Kilos-Übung« geht es vor allem um Ihren Selbstwert und Ihr Vertrauen zu sich und Ihrem Körper. Hier können Sie sich selbst stärken und unterstützen. In der Übung »Lizenz zum Essen« geht es um das Essen selbst. Hier erhalten Sie Tipps und kleine Aufgaben, wie Sie ganz konkret mit Appetit, Essgefühlen & Co. umgehen können. In der dritten Übung »Sanfter Move« stehen vor allem Bewegungen im Vordergrund. Aber keine Angst: Es ist kein stressiges Training, sondern es sind eher sanfte Alltagsbewegungen, die Sie gut durchführen können. Manchmal geht es auch um Ihr Körperbewusstsein. Jede Übung ist eine Ergänzung für die andere. Bleiben Sie dran. Haben Sie den Mut.

1. Tag

Motivation

Herzlichen Glückwunsch! Toll, dass Sie die Startertage mitmachen. Das ist ein großer Schritt. Diese zehn ersten Tage sollen Sie beim Abnehmen mit vielen verschiedenen Übungen motivieren. Bleiben Sie dran!

Liebe-deine-Kilos-Übung

Heute soll es zunächst um Dankbarkeit gehen – und zwar um die Dankbarkeit für Ihren Körper, so wie er jetzt gerade ist, und um die Dankbarkeit für sich selbst – so wie Sie jetzt gerade sind. Mit allen Schwächen und Stärken, mit ein paar Kilos zu viel und mit dem Mut, Veränderungen in Ihrem Leben zuzulassen! Schreiben Sie heute auf oder malen Sie, was Sie alles an sich mögen und schätzen. Auch wenn es zuerst noch schwerfällt, bleiben Sie dran. Je mehr Sie notieren, desto besser.

Lizenz zum Essen

Gehen Sie heute bewusst einkaufen. Nehmen Sie Obst und Gemüse in die Hand, riechen Sie daran, genießen Sie die vielen Farben. Kaufen Sie verschiedene Sorten, auch wenn Sie sie nicht kennen. Lassen Sie sich heute auf ein kleines kulinarisches Abenteuer ein.

Sanfter Move

Spüren Sie heute Ihre Mitte. Sich selbst zu zentrieren, ist eine ganz wesentliche Voraussetzung. Stellen Sie sich aufrecht hin, und verlagern Sie Ihr Gewicht ganz langsam nach vorne und wieder zurück. Die Füße bleiben fest auf dem Boden. Pendeln Sie so lange, bis Sie Ihre Mitte gefunden haben. Spüren Sie gut nach.

Jetzt sind Sie dran! Schreiben Sie auf, welche Gedanken Sie heute hatten.

Das klappt gut:

_____

_____

Das kann ich in der nächsten Zeit verbessern:

_____

_____

Mein Lob an mich:

_____

_____

Das meint Stefanie

Das Einkaufen heute hat mir Spaß gemacht. Wer nimmt sich schon die Zeit und riecht an den Früchten? Ich habe mir Litschis und eine Mango mitgebracht. Sie haben köstlich geschmeckt. Werde ich ab jetzt häufiger kaufen. Meine Mitte spüre ich auch ganz anders. Stehe ich sonst etwas schräg? Die Pluspunkte zu notieren, fällt mir noch etwas schwer, aber ich habe es geschafft. 10 Punkte! Super!

2. Tag

Motivation:

Den ersten Tag haben Sie bereits geschafft. Super! Wie ist es Ihnen ergangen? War doch einfacher als gedacht, oder?

Liebe-deine-Kilos-Übung

Werfen Sie alten Ballast ab. Entrümpeln Sie, wo Sie können. Falls Sie wenig Zeit haben, fangen Sie mit einer Schublade an. Überflüssiges werfen Sie weg. Das kann schwierig sein, weil man so viele Erinnerungen damit verknüpft. Dennoch: Trauen Sie sich. Verstauen Sie zunächst alles Überflüssige in Kartons. Diese können Sie nach und nach entsorgen. Noch ein Tipp: Räumen Sie die Fußböden frei! Sie brauchen viel Platz – ganz für sich.

Lizenz zum Essen

Heute geht es um das Thema Wasser. Trinken Sie vor Ihren Mahlzeiten stets ein Glas Wasser, am besten ohne Kohlensäure. Schaffen Sie es auch, nach dem Aufstehen ein Glas Wasser zu trinken? Das kurbelt schon mal die Fettverbrennung an. Viel Trinken entschlackt und entlastet den Körper. Wenn Sie noch kein Wasserfan sind, fangen Sie mit ungesüßtem Tee oder mit Fruchtschorle an. Mit der Zeit fällt es Ihnen dann leichter, auf Wasser umzusteigen.

Sanfter Move

Planen Sie kleine Bewegungen in Ihren Alltag ein. Nehmen Sie die Hausarbeit als kleines Krafttraining, oder lassen Sie das Auto heute einfach mal stehen.

Jetzt sind Sie dran! Schreiben Sie auf, welche Gedanken Sie heute hatten.

Das klappt gut:

_____

_____

Das kann ich in der nächsten Zeit verbessern:

_____

_____

Mein Lob an mich:

_____

_____

Das meint Stefanie

Ich habe erst mal mit Fruchtschorle angefangen. Am liebsten mische ich Johannisbeersaft mit Wasser. Köstlich. Direkt nach dem Aufstehen ist es noch ungewohnt, aber es wirkt. Auch vor den Mahlzeiten trinke ich mehr und esse weniger. Spitze! Das Entrümpeln wird wohl noch längere Zeit dauern. Aber auch das tut gut, wenn etwas Freiraum entsteht. Nur die Alltagsbewegungen sind noch nicht ganz so meine Sache. Da muss ich mich sehr dran erinnern, da ich es sonst eher ruhiger angehe. Aber ich bleibe dran.

3. Tag

Motivation

Spüren Sie langsam schon einen kleinen Unterschied? Wenn Sie jeden Tag nur Kleinigkeiten ändern, summieren sie sich mit der Zeit und zeigen eine große Abnehmwirkung.

Liebe-deine-Kilos-Übung

Heute steht eine Diät der besonderen Art an, nämlich die Nachrichten-Diät. Reduzieren Sie Ihren Konsum der negativen Meldungen auf ein Minimum oder verzichten Sie ganz darauf. Schlechte Nachrichten verursachen meist Stress – und schon muss man sich wieder beruhigen. Sie werden den Unterschied an Ihrem Wohlbefinden merken, wenn Sie auf solche Meldungen verzichten.

Lizenz zum Essen

Gönnen Sie sich ausreichend Schlaf! Je ausgeruhter Sie sind, desto weniger Hunger verspüren Sie. Oft versucht der Körper nämlich, Müdigkeit mit Essen zu kompensieren. Auch ein Nickerchen zwischendurch lädt Ihre Akkus ganz schnell wieder auf. Probieren Sie es einfach: Statt zu essen, ruhen Sie sich lieber ein bisschen aus!

Sanfter Move

Verabreden Sie sich heute doch mal zu einer Plauderstunde, um ein bisschen über Ihre Erfolge zu reden. Natürlich nicht auf dem Sofa, sondern bei einem Spaziergang. Die Bewegung an der frischen Luft kurbelt die Fettverbrennung an – und draußen kann man oft viel besser reden.

Jetzt sind Sie dran! Schreiben Sie auf, welche Gedanken Sie heute hatten:

Das hat gut geklappt:

_____

_____

Das kann ich in der nächsten Zeit verbessern:

_____

_____

Mein Lob an mich:

_____

_____

Das meint Stefanie

Mit meiner Freundin bin ich heute durch den Stadtpark gewandert, ein bisschen zügiger als sonst. Satt ins Café zu gehen, haben wir die Enten gefüttert und noch eine Extrarunde gedreht.

Ich habe mal ganz bewusst auf die Nachrichten im Fernsehen verzichtet und auch nicht die Zeitung gelesen. Tut richtig gut. Da merke ich, wie sehr ich mich doch sonst noch mit den Themen beschäftige. Versäumt habe ich heute bestimmt nichts. Auch ein Mini-Nickerchen werde ich häufiger einplanen. Zur Not lege ich einfach mal für ein paar Minuten den Kopf auf den Tisch.

4. Tag

Motivation

Ganz wichtig beim Abnehmen sind Ihre Gefühle. Machen Sie sich selbst immer wieder Mut. Denken Sie positiv über sich selbst, und vertrauen Sie Ihrer eigenen Abnehmintelligenz.

Liebe-deine-Kilos-Übung

Bauen Sie sich symbolisch Ihren eigenen Schutzraum. Nehmen Sie hierfür Modelliermasse, aus der Sie eine ganz besondere Höhle formen, in der Sie sich geborgen fühlen würden. Alternativ nehmen Sie einen Karton, den Sie mit Stoff, Wolle oder anderen Materialien so ausgestalten, dass Sie sich gut aufgehoben fühlen würden. Nun setzen Sie sich selbst als kleine Figur hinein. Dieser Schutzraum schirmt Sie symbolisch ab. Das Gute ist: Sie haben ihn im Grunde immer bei sich und brauchen dafür gar nicht Ihre Kilos als Schutz.

Lizenz zum Essen

Wenn Sie hungrig sind oder eigentlich nur Appetit haben, spüren Sie bewusst Ihren Gefühlen nach. Was brauchen Sie jetzt wirklich? Den Schokoriegel oder ein bisschen Trost? Knusprige Chips oder lieber den Frust am Boxsack rauslassen? Spüren Sie einfach selbst nach.

Sanfter Move

Denken Sie heute ein bisschen an Ihre Wirbelsäule. Spüren Sie, wie es ist, richtig aufrecht zu gehen, fast ein bisschen stolz zu sein. Strecken Sie sich häufig. Dehnen Sie sich.

Jetzt sind Sie dran! Schreiben Sie auf, welche Gedanken Sie heute hatten.

Das hat gut geklappt:

_____

_____

Das kann ich in der nächsten Zeit verbessern:

_____

_____

Mein Lob an mich:

_____

_____

Das meint Stefanie

Ich achte jetzt häufiger darauf, aus welchem Grund ich gerade mal wieder an den Kühlschrank gehe. Es ist wirklich nicht ständig Hunger, sondern manchmal auch Langeweile, Frust oder etwas anderes.

Mein neu gestalteter Schutzraum erinnert mich daran, dass ich eigentlich immer geschützt bin.

5. Tag

Motivation

Gehen Sie immer locker und entspannt an alles heran. Gönnen Sie sich die Zeit, die Sie brauchen. Heute haben Sie bereits die Hälfte der Startertage geschafft. Super!

Liebe-deine-Kilos-Übung

Spüren Sie heute nach, wo Ihre täglichen »Tankstellen« sind. Was tut Ihnen gut? Welche Beschäftigung gibt Ihnen einen Energiekick? Wie können Sie diese Beschäftigung häufiger in Ihren Alltag einbauen? Vielleicht gibt es auch Menschen, in deren Nähe Sie aufblühen. Manchmal reicht auch schon ein kurzes Telefongespräch, um sich einfach wieder besser zu fühlen. Vielleicht gibt es auch ein Geschäft, in dem Sie besonders freundlich bedient werden. Auch das kann Ihnen neue Energie geben.

Lizenz zum Essen

Essen Sie möglichst viel »Volumen«. Das bedeutet einen angenehm gefüllten Magen mit wenigen Kalorien. Salate bieten zum Beispiel ein großes Volumen. Ein Tipp: Essen Sie einen Salat schon vor der Hauptmahlzeit. So fühlen Sie sich schon etwas gesättigt und können die Hauptmahlzeit viel langsamer und bewusster genießen.

Sanfter Move

Heute stehen Spiel und Spaß im Vordergrund. Unternehmen Sie etwas, was Ihnen als Kind immer viel Freude gemacht hat. Schaukeln Sie gerne? Haben Sie noch ein Skateboard? Oder wollten Sie schon immer einmal Einrad fahren? Trauen Sie sich. Aber auch weniger spektakulär macht es Spaß: Erkunden Sie neue Wege.

Jetzt sind Sie dran! Schreiben Sie auf, welche Gedanken Sie heute hatten.

Das hat gut geklappt:

_____

_____

Das kann ich in der nächsten Zeit verbessern:

_____

_____

Mein Lob an mich:

_____

_____

Das meint Stefanie

Heute hatte ich richtig Spaß. Nach vielen Jahren war ich mal selbst auf einem Spielplatz und habe geschaukelt wie früher. Na gut, es war schon etwas dämmrig und sonst auch niemand mehr da. Aber es war wirklich toll! Da ich immer mehr merke, wie gut mir meine Freundin tut, habe ich auch sie gefragt, ob wir nächstes Mal nicht gemeinsam irgendetwas Lustiges ausprobieren sollen. Sie hat noch Rollschuhe im Keller. Die kann ich besser fahren als Inliner. Na, das wird schön aufregend werden …

6. Tag

Motivation
Es wird immer besser. Vertrauen Sie sich weiterhin. Auch wenn sich nicht immer sofort die gewünschten Erfolge sehen lassen, haben Sie weiter Mut. Tun Sie immer das, was Ihrem Körper guttut.

Liebe-deine-Kilos-Übung
Versuchen Sie heute, Erwartungen loszulassen. Wie oft ist man frustriert, weil man die unterschiedlichsten Erwartungen an andere hat. Und wie oft ist man frustriert, weil man die unterschiedlichsten Erwartungen an sich selbst hat? Das kommt noch häufiger vor. Lassen Sie deshalb heute die Erwartungen einfach los, vor allem die an sich selbst. Jeder macht mal Fehler. Legen Sie deshalb nicht bei sich selbst eine meterhohe Messlatte an. Schauen Sie, was passiert, und freuen Sie sich auf Überraschungen!

Lizenz zum Essen
Gestalten Sie für Ihre Mahlzeiten ein kleines Ritual. Nehmen Sie besonders schönes Geschirr. In einer kühleren Farbe macht es sogar schneller satt, also lieber Blau statt Rot. Nehmen Sie sich Zeit zum Essen, auch wenn es nur eine Kleinigkeit ist, und spüren Sie wie immer nach, ob Sie wirklich Hunger haben oder nur Appetit auf einen bestimmten Geschmack. Genießen Sie Ihr Essen.

Sanfter Move
Trainieren Sie heute Ihre Balance. Stellen Sie sich dazu auf ein Bein und winkeln Sie das andere etwas an. Nun beugen Sie das Standbein ganz leicht und bewegen das andere Bein langsam vor und zurück – immer in der Balance. Anschließend wechseln Sie das Bein. Gibt ein gutes Körpergefühl!

Jetzt sind Sie dran! Schreiben Sie auf, welche Gedanken Sie heute hatten.

Das hat gut geklappt:

_____

_____

Das kann ich in der nächsten Zeit verbessern:

_____

_____

Mein Lob an mich:

_____

_____

Das meint Stefanie

Es stimmt. Von dunkelblauem Porzellan schmeckt es mir nicht ganz so gut. Da sieht das Essen dann merkwürdig aus, außer Spaghetti vielleicht. Jedenfalls hatte ich weniger Appetit und habe hinterher doch lieber Obst gegessen.
Die Balance klappt schon gut. Die Übung schärft mein Bewusstsein. Ich nehme dann alles eine Zeit lang viel stärker wahr.

7. Tag

Motivation
Sie haben schon toll durchgehalten. Und heute steht sogar Schlemmen auf dem Programm. Aber ist es wirklich noch so, dass Sie das Essen verwöhnt? Probieren Sie es aus. Bestimmt haben Sie schon neue Methoden der Zufriedenheit entdeckt.

Liebe-deine-Kilos-Übung
Denken Sie heute an alles Schöne, was jemals über Sie oder zu Ihnen gesagt wurde. Das fällt Ihnen schwer? Überlegen Sie, angefangen von Ihren Eltern, über Ihre Nachbarn, Freunde, Lehrer, Partner bis zu Ihren Kindern, welche Komplimente Sie jemals bekommen haben. Schreiben Sie alle auch noch so kleinen netten Worte auf. Das ist am Anfang sehr ungewohnt, und vielleicht erinnern Sie sich an kaum etwas. Je länger Sie aber dranbleiben, desto mehr fällt Ihnen wieder ein. Schreiben Sie dann noch selbst Komplimente hinzu, die Sie immer schon einmal hören wollten, die aber niemand zu Ihnen gesagt hat. Seien Sie stolz auf sich!

Lizenz zum Essen
Planen Sie bewusst einen wundervollen Schlemmertag ein. Das muss einfach sein. Genießen Sie auch hier Ihr Essen achtsam.

Sanfter Move
Wie wäre es mit einer Fahrradtour? Die können Sie mit Ihrem Schlemmertag als Picknick kombinieren!

Jetzt sind Sie dran! Schreiben Sie auf, welche Gedanken Sie heute hatten.

Das hat gut geklappt:

_____

_____

Das kann ich in der nächsten Zeit noch lernen:

_____

_____

Mein Lob an mich:

_____

_____

Das meint Stefanie

Was habe ich mir heute gegönnt? Ein Stück Himbeersahnetorte. Nein, die Sahne habe ich dann doch weggelassen. Es hat schon gut geschmeckt, aber es war irgendwie gar nicht mehr so nötig. Da ich das Tortenstück achtsam gegessen habe, war ich eigentlich schon nach der Hälfte satt. Die andere Hälfte hebe ich mir für morgen auf. Aber es macht schon einen Unterschied, ob ich etwas Ungesundes nebenbei nasche oder mich wirklich bewusst hinsetze und genieße.

8. Tag

Motivation
Manchmal hat man auch Durchhängertage. Kein Problem. Gönnen Sie sich Mini-Pausen oder benutzen Sie Ihren Essen-Notfallplan für alle Fälle.

Liebe-deine-Kilos-Übung
Stehen Sie in jeder Situation zu sich. Sagen Sie Nein, wenn Sie etwas nicht möchten, ohne sich doch wieder überreden zu lassen.

Lizenz zum Essen
Farben machen satt! Überlegen Sie, welche Farbe Ihnen heute guttun würde. Sie kann eher pastellig oder auch kräftig sein, zart wie der Frühling oder leuchtend wie der Herbst. Tragen Sie die Farbe heute sehr bewusst. Spüren Sie, wie Sie Ihnen guttut? Vielleicht gibt es auch Früchte oder Gemüse in Ihrer Farbe. Stellen Sie sich Ihre Farbe vor, wie Sie diese in einem Glas Wasser trinken. Das reduziert sehr den Hunger und gibt Ihnen einen zusätzlichen Energiekick.

Sanfter Move
Unternehmen Sie heute einen Brainwalk. Schreiben Sie positive Affirmationen zum Thema Abnehmen auf kleine Kärtchen, die Sie bei Ihrem Spaziergang mitnehmen, zum Beispiel:
- Mit jedem Schritt werde ich schlanker.
- Die frische Luft macht mich fit.
- Mit jeder Runde fühle ich mich besser.

Sprechen Sie nun den Satz jedes Kärtchens in Gedanken oder laut jeweils zehn Minuten beim Gehen. Lassen Sie sich Zeit, und genießen Sie die positiven Gedanken.

Jetzt sind Sie dran. Schreiben Sie auf, welche Gedanken Sie heute hatten.

Das klappt schon gut:

_____

_____

Das kann ich in der nächsten Zeit lernen:

_____

_____

Mein Lob an mich:

_____

_____

Das meint Stefanie

Der Brainwalk gefällt mir gut. Durch die positiven Affirmationen fühle ich mich hinterher immer etwas frischer. Ich ziehe sogar Farben an, die mir noch einen zusätzlichen Energiekick geben. Manchmal brauche ich Gelb, manchmal eher Blau. Ich denke, das spürt man intuitiv. Ich habe mir ein paar T-Shirts in ganz unterschiedlichen Farben gekauft, damit ich für alle Fälle dann die richtige Farbe zum »Sattwerden« habe.

9. Tag

Motivation

Jetzt kommt der Endspurt. Sie haben das bis jetzt toll hinbekommen. Diesen Tag schaffen Sie auch noch kinderleicht.

Liebe-deine-Kilos-Übung

Schaffen Sie sich einen heiligen Raum, den Sie so gestalten, dass Sie immer wieder Energie tanken. Wenn Ihnen kein eigener Raum zur Verfügung steht, gestalten Sie einen Bereich in einem Zimmer nur für sich: mit einem Sessel in Ihrer Lieblingsfarbe, mit Kissen, die flauschig sind, und mit Dekorationen, die Ihnen etwas bedeuten und die Sie motivieren. Halten Sie sich oft in Ihrem heiligen Raum auf.

Lizenz zum Essen

Nehmen Sie sich heute Zeit für Ihren Notfallplan. Wieder Stress im Job, und privat wird auch alles zu viel? Dann neigt man schon eher dazu, schnell ein paar Kekse, Schokoriegel oder Chips zu futtern, um sich zu beruhigen. Planen Sie schon im Voraus, was Sie für stressige Zeiten im Schrank oder in der Schreibtischschublade haben – wie zum Beispiel getrocknete Früchte zum Knabbern, aber auch etwas ganz anderes wie ein aufmunterndes Bild mit einem motivierenden Spruch. Oder Sie drücken die Punkte gegen Hunger.

Sanfter Move

Nutzen Sie die tägliche Hausarbeit als kleines Kraft- und Fitnesstraining zwischendurch. Gönnen Sie sich zusätzlich einen autofreien Tag, an dem Sie dann viel mit dem Fahrrad oder zu Fuß erledigen. So lernen Sie Ihr Umfeld aus einer anderen Perspektive kennen.

Jetzt sind Sie dran! Schreiben Sie auf, welche Gedanken Sie heute hatten.

Das hat gut geklappt:

_____

_____

Das kann ich in der nächsten Zeit verbessern:

_____

_____

Mein Lob an mich:

_____

_____

Das meint Stefanie

Mein Notfallplan sieht so aus: Wenn ich im Job wirklich richtig viel Stress habe, dann habe ich mir schon vorsichtshalber ein kleines Sweet-Paket zusammengestellt. Darin sind getrocknete Aprikosen und Ananas, Kärtchen mit meinen Lieblingsmotiven von Palmen und Strand mit sanften Meereswellen und ein kleines Aromaölfläschchen mit Orangenduft. Das baut mich in Sekunden wieder auf.

10. Tag

Motivation
Hurra! Sie haben es geschafft und die zehn Startertage durchgehalten. Herzlichen Glückwunsch! Wie ist es Ihnen ergangen? Machen Sie unbedingt weiter. Und achten Sie immer gut auf sich.

Liebe-deine-Kilos-Übung
Nutzen Sie heute die Energie, die Sie in den letzten Tagen aufgebaut haben. Spüren Sie noch einmal nach, was Ihnen guttut, was bleiben kann und was Sie in Zukunft verändern möchten.

Lizenz zum Essen
Experimentieren Sie! Finden Sie die Zeiten heraus, die für Ihre Mahlzeiten am besten sind. Manchmal hat man mittags einfach keinen Hunger auf das typische Mittagessen und isst lieber abends. Vielleicht ist es auch andersherum, und Sie essen abends lieber etwas Leichtes wie einen leckeren Hirtensalat. Lassen Sie sich möglichst keine festen Zeiten vorgeben, sondern spüren Sie Ihr natürliches Essbedürfnis. Auch wenn Sie zu festen Zeiten in der Kantine essen oder zu Hause kochen müssen, können Sie trotzdem individuell essen und entsprechend kleinere oder größere Portionen wählen.

Sanfter Move
Nehmen Sie auch in Zukunft Ihren Körper bewusst wahr. Machen Sie immer wieder kleine Bewegungspausen, atmen Sie tief durch und strecken Sie sich. Genießen Sie Ihren Körper.

Jetzt sind Sie dran! Schreiben Sie auf, welche Gedanken Sie heute hatten.

Das hat schon gut geklappt:

_____

_____

Das kann ich in der nächsten Zeit noch verbessern:

_____

_____

Mein Lob an mich:

_____

_____

Das meint Stefanie

Diese zehn Tage haben mir gutgetan. Ich habe jetzt ein viel besseres Gespür für meinen Körper bekommen. Meine Ernährung habe ich auch schon ein bisschen umgestellt. Aber das ist ja erst der Anfang. Ich habe jetzt so viel Schwung, dass ich unbedingt dranbleiben möchte. Ich kann sagen: Ich liebe meine Kilos und werde gleichzeitig schlank.

Weiterführende Literatur

Albers, Susan: Erhöhen Sie Ihren EatQ: Intelligent mit Gefühlen umgehen und dabei abnehmen. Knaur 2014.

Bürgel, Ilona: Schokologie. Was wir vom Schokolade-Essen fürs Leben lernen können. Südwest 2013.

Kabat-Zinn, Jon: Achtsamkeit für Anfänger. Arbor 2013.

Kingston, Karen: Feng Shui gegen das Gerümpel des Alltags. rororo 2009.

Kosnick, Ruth Alice: Frei von Zuckersucht. Ein 10-Schritte-Programm. Silberschnur 2011.

Lütge, Jessica: Die spirituelle Schatzkiste für Familien. Silberschnur 2013.

Reiland, Christian: Lass los und finde das Glück in dir. Arkana 2010.

Resch, Elyse: Intuitiv abnehmen. Zurück zu natürlichem Essverhalten. Goldmann 2013.

Roth, Geneen: Essen ist nicht das Problem: Wie Frauen Frieden mit sich selbst und ihrem Körper schließen. rororo 2005.

Thich Nhat Hanh: Achtsam essen – achtsam leben. Der buddhistische Weg zum gesunden Gewicht. Barth 2012.

Willis, Kimberly: Forever light. Der kleine Begleiter auf dem Weg zum Wunschgewicht. dtv 2013.

Wolf, Doris: Übergewicht und seine seelischen Ursachen. PAL 1999.

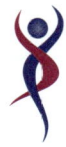

Über die Autorin

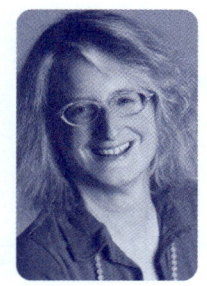

Dr. Jessica Lütge ist psychologische Beraterin, Grundschullehrerin und Buchautorin. Neben dem Beruf und der Familie ging es ihr wie vielen anderen: Die Kilos wurden einfach immer mehr und die zahlreichen Diäten machten keinen Spaß und funktionierten nicht.

Ohne Diät, aber mit viel Freude hat Jessica Lütge eine eigene, ganzheitliche, entspannte und liebevolle Methode zum Schlankwerden entwickelt: Liebe deine Kilos und du wirst schlank. Ohne Stress und Hektik, dafür mit freier Zeiteinteilung und Genuss. Und dass diese Methode wirkt, beweist Jessica Lütge selbst: 30 Kilos weniger in 8 Monaten!

www.liebedeinekilos.de

Weiterführende Informationen zu
Büchern, Autoren und den Aktivitäten
des Silberschnur Verlages erhalten Sie unter:
www.silberschnur.de

Natürlich können Sie uns auch gerne den
Antwort-Coupon aus dem beiliegenden
Lesezeichenflyer zusenden.

Ihr Interesse wird belohnt!

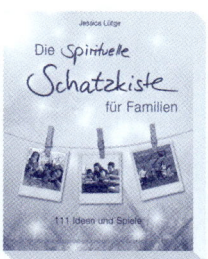

256 Seiten, 2-fbg., broschiert
ISBN 978-3-89845-394-3
€ [D] 16,95

Jessica Lütge

Die spirituelle Schatzkiste für Familien

111 Ideen und Spiele

In diesem Buch erfahren Sie mit Ihrer Familie, wie Sie sich gemeinsam wahrnehmen und spüren, sich spielerisch und lichtvoll vertrauen und wie Sie kreativ sein und zuversichtlich werden können. Sie finden viele Tipps, Ideen, Spiele, gemeinsame Entspannungsangebote und Wohlfühlmomente. Manche bringen ganz schnell wieder frische Energie, andere zaubern ganz viele glückliche Momente und wieder andere lassen ein besonderes Gemeinschaftsgefühl entstehen. Das Schöne daran: Sie können alle Angebote mit Ihren Kindern gemeinsam ausprobieren, mit den kleineren und den größeren.

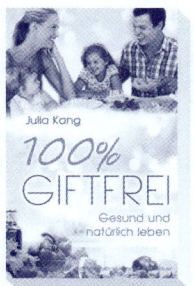

272 Seiten, mit Abb. und farbigem Rezeptteil, broschiert
ISBN 978-3-89845-444-5
€ [D] 16,95

Julia Kang

100% giftfrei

Gesund und natürlich leben

Julia Kang zeigt Ihnen, wie Sie sich selbst und Ihre Familie natürlich und gesund ernähren. Die Autorin gibt Tipps zu den idealen Lebensmitteln, zur Vermeidung von Giftstoffen, zum richtigen Einkaufen und bietet viele leckere und gesunde Rezepte, die der ganzen Familie schmecken. Sie macht aber auch deutlich, dass zu einem gesunden Leben mehr als nur die Ernährung gehört, und zeigt uns, wo sich Gesundheitsschädliches im Alltag verbirgt und wie wir chemische Stoffe vermeiden können.
Mit diesem praxisnahen und leicht verständlichen Buch können Sie endlich gesund, giftfrei und natürlich leben!

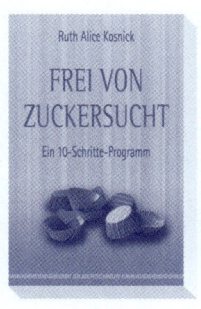

336 Seiten, broschiert
ISBN 978-3-89845-327-1
€ [D] 16,90

Ruth Alice Kosnick

Frei von Zuckersucht

Ein 10-Schritte-Programm

Worin besteht der Unterschied zwischen Naschen und zwanghaftem Essverhalten? Wann fängt die Sucht an, und wie lernt man, aus diesem Teufelskreis auszusteigen?
Mithilfe des inneren Mentors und durch ein geführtes Programm, bei dem Selbsterfahrung und Bewusstwerdung im Mittelpunkt stehen, hat die Autorin einen Weg der Selbstheilung entwickelt, der essenziell ist für alle, die sich von psychisch-seelischen Abhängigkeiten befreien wollen. Dieser neue Ansatz beleuchtet das Thema Kontrollverlust zum ersten Mal aus ganzheitlicher Perspektive. Der Kontakt zum inneren Mentor kann so zu mehr Klarheit und Heilung führen.

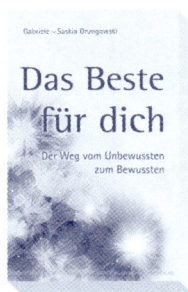

192 Seiten, broschiert
ISBN 978-3-89845-393-6
€ [D] 14,95

Gabriele~Saskia Drungowski

Das Beste für dich
Der Weg vom Unbewussten zum Bewussten

Öffnen Sie die Tür zu Ihren innersten Räumen, in denen Sie Erstaunliches über sich selbst und Ihre Beziehungen erfahren. Dieses Wissen hilft Ihnen, sich selbst wahrhaft zu erkennen und Ihr eigenes Leben in die Hand zu nehmen, ja sogar die Welt zu verändern. Die praktischen Anleitungen, Übungen und Meditationen in diesem Buch unterstützten Sie zu begreifen, wer Sie eigentlich sind. Dank dieses Wissens stehen Sie am Anfang einer ungeahnt tiefen Bewusstheit, die alles umfasst, was Sie für Ihr Leben und Ihren eigenen Weg benötigen.

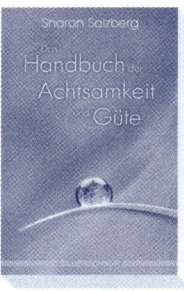

216 Seiten, Klappenbr.
ISBN 978-3-89845-345-5
€ [D] 14,90

Sharon Salzberg

Das Handbuch der Achtsamkeit und Güte

Dieses Buch ist eine Einladung, mit Eigenschaften wie liebevoller Güte und Achtsamkeit zu experimentieren. Sicherlich kennen Sie Situationen, in denen Sie allmählich ungeduldig werden, wenn Sie beispielsweise versuchen, jemandem zu helfen, oder Sie ärgern sich über das laute Klingeln eines Handys ... Was wäre normalerweise Ihre erste Reaktion? Gelassenheit oder Groll?
Die Erfolgsautorin Sharon Salzberg zeigt dem Leser, wie wir für uns selbst und unsere Mitmenschen Güte und Achtsamkeit entwickeln können. Die im Buddhismus geschulte Autorin führt uns mit der sanften Stärke der Zuversicht und Inspiration auf den Weg zu einem Leben voller Freude und innerem Frieden.

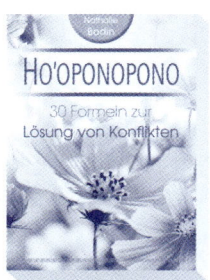

152 Seiten, mit Abbildungen,
4-fbg., Klappenbroschur
ISBN 978-3-89845-437-7
€ [D] 14,95

Nathalie Bodin

Ho'oponopono
30 Formeln zur Lösung von Konflikten

Entdecken Sie Ho'oponopono ganz praktisch für Ihren Alltag. Nathalie Bodin konzentriert sich auf das Wesentliche im hawaiianischen Vergebungsritual: die Lösung von Konflikten, wie dies in seinen historischen Anfängen der Fall war. Sie hat das ursprüngliche Ritual wiederaufgegriffen und an das moderne westliche Leben angepasst. Sie bringt uns Ho'oponopono nahe, indem sie uns an 30 alltäglichen Situationen zeigt, wie wir Konflikte erfolgreich mit der Energie des Verzeihens und des Reinigens auflösen können.
Entdecken Sie die Weisheit des Ho'oponopono, die auf jeden Konflikt auch in Ihrem Leben anwendbar ist!

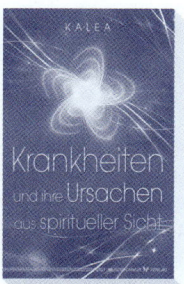

Kalea

Krankheiten und ihre Ursachen aus spiritueller Sicht

Krankheit ist ein Spiegel der Seele, sie hat ihren Ursprung in uns selbst und zeigt, dass etwas in unserem Leben nicht richtig läuft. Die Heilerin Kalea geleitet uns zu einem tiefen Verständnis der Krankheit, indem sie uns vermittelt, was die geistige Welt dazu sagt. Ihre Channelings zu den 80 häufigsten Krankheitsbildern, zu deren Ursachen sowie zu den Heilungsansätzen bieten uns einen einzigartigen Kontakt zu unserer eigenen, heilenden Seele.

Kalea zeigt praktische Lösungsansätze, die wahren Ursachen unserer Krankheit und geleitet uns zur Heilung unserer Seele und unseres Körpers.

304 Seiten, broschiert
ISBN 978-3-89845-451-3
€ [D] 16,95

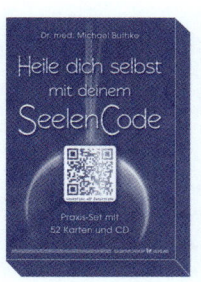

Dr. med. Michael Buthke

Heile dich selbst mit deinem Seelencode
Praxis-Set mit 52 Karten und CD

Dieses Kartenset ist ein Wörterbuch deiner Seele. Es macht dir die oft ungehörten Botschaften deiner Seele zugänglich und übersetzt sie in sogenannte Gehirncodes – prägnante Leitsätze, die dir bewusst und unbewusst helfen, dein Leben in eine neue Richtung zu lenken. Mit diesem Kartenset aktivierst du stärkende Energien in dir. Du kannst es überall und in jeder Lebenslage nutzen, um einen Genesungsprozess seelisch zu unterstützen, dein emotionales Gleichgewicht wiederherzustellen, Orientierung zu finden, Entscheidungen zu treffen oder dein persönliches Wachstum zu fördern.

52 Karten, mit Begleit-CD und
40 Seiten Begleitheft, in Box
EAN 4260075280295
€ [D] 19,95

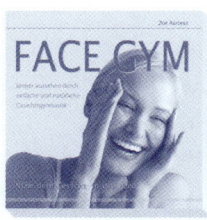

Zoé Kertesz

Face Gym
Jünger aussehen durch einfache und natürliche Gesichtsgymnastik

Doppelkinn, Krähenfüße, Hängebacken … verschwinden.
Sie brauchen nur Ihr Gesicht richtig in die Hand zu nehmen! Haben Sie noch Zweifel? Verziehen Sie das Gesicht, und rümpfen Sie die Nase? Dann sind Sie schon mitten im Training.
Dieses Buch zeigt Ihnen mit einfachen und wirkungsvollen Übungen, wie Sie ohne Schönheitschirurgie die Elastizität, die Besonderheiten und die Form Ihres Gesichts bewahren können. Behandeln Sie Ihr Gesicht nicht schlechter als den Rest Ihres Körpers. Soll es doch ruhig auch ein bisschen Face Gym machen, um seine natürliche Ausdruckskraft und jugendliche Frische zu bewahren!

136 Seiten, Klappenbr.
ISBN 978-3-89845-240-3
€ [D] 17,90

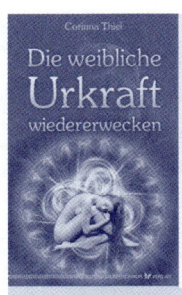

120 Seiten, broschiert
ISBN 978-3-89845-435-3
€ [D] 12,95

Corinna Thiel
Die weibliche Urkraft wiedererwecken

Dieses Buch begleitet Frauen, die sich auf den Weg der eigenverant-
wortlichen Entwicklung gemacht haben, die Änderungen in ihrem
Leben und Alltag vollziehen möchten, um sich ein glücklicheres,
erfüllteres Dasein zu schaffen.

Um diese Frauen zu stärken, hat Corinna Thiel die Botschaften
weiblicher Göttinnen und weiblicher Engelenergien empfangen –
Botschaften, die tiefe Wahrheiten des weiblichen Seins an die Ober-
fläche bringen, um gehört, beachtet und gelebt zu werden.
Mithilfe dieser Energien finden Sie zu Ihrer eigenen weiblichen Kraft
zurück, liebevoll gefördert und angeleitet durch die Hüterinnen des
ursprünglichen Wissens einer jeden Frau.

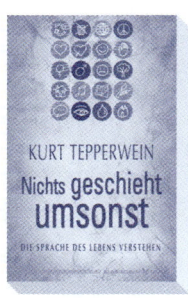

176 Seiten, broschiert
ISBN 978-3-89845-412-4
€ [D] 12,65

Kurt Tepperwein
Nichts geschieht umsonst
Die Sprache des Lebens verstehen

Alles, was uns begegnet, und alles, was uns widerfährt, sind Botschaften des Lebens, die uns etwas Wichtiges mitzuteilen haben.
Das Leben spricht ständig zu uns, allerdings müssen wir die Sprache
des Lebens erst erlernen. Wenn Sie diese Sprache beherrschen, ist
es Ihnen sogar möglich, die Botschaften des Lebens gezielt abzu-
fragen. Sie können alle Erfahrungen und die verschiedensten Arten
von Hinweisen optimal für sich nutzen, um ein erfolgreiches, erfüll-
tes und gesundes Leben zu führen. Ein Buch, das sich mit allen All-
tagsthemen auseinandersetzt und keine Fragen offenlässt.

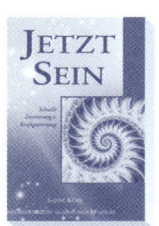

120 Seiten, broschiert
ISBN 978-3-89845-426-1
€ [D] 6,95

Sabine Kühn
Jetzt Sein
Schnelle Zentrierung & Kraftgewinnung

Es gibt Zeiten, in denen nichts so läuft, wie man es sich vorstellt, und
in denen man unglaublich unter Druck steht. Man ist gestresst, hek-
tisch und man ist alles andere als zentriert. Fast jeder kennt diese
Situationen – doch wie dagegensteuern?
Sabine Kühn hat eine Lösung gefunden, die Sie auf einen Pfad führt,
der Sie um den drohenden Burn-out leitet. Etwas Einfaches. Etwas
Schnelles. Damit kehrt die Struktur wieder in Ihr Leben zurück, ebenso der klare Kopf, der es Ihnen ermöglicht, die Ursachen des Stresses
zu erkennen und ihn leichter abzubauen. Die Kraft des "JETZT SEIN"
hilft Ihnen, sich zu zentrieren, um wieder Kraft, Ruhe und Gelassenheit zu finden. Mit vielen praktischen Übungen.